Rezeptierbuch der Jso-Komplex-Heilweise

Bearbeitet von der
medizinisch-wissenschaftlichen Abteilung
des Jso-Werkes, Regensburg

1986

Johannes Sonntag
Verlagsbuchhandlung GmbH
Regensburg

CIP-Kurztitelaufnahme der Deutschen Bibliothek

Rezeptierbuch der Jso-Komplex-Heilweise / bearb. von der Med.-Wiss. Abt. d. Jso-Werkes, Regensburg. – 3. Aufl. – Regensburg : Sonntag, 1986. – ca. 140 S.
ISBN 3-87758-012-2

NE: Jso-Werk ⟨Regensburg⟩

ISBN Nr. 3-87758-012-2

Gesamtherstellung: Friedrich Pustet, Graphischer Großbetrieb, Regensburg

Inhaltsverzeichnis

Abkürzungen

Ad	=	Adermittel
Amp.	=	Ampulle
Br	=	Brustmittel
cp	=	compositum
JKH	=	Jso-Komplex-Heilweise
Fb	=	Fieber- und Nervenmittel
Fl	=	Fluid
G	=	Gewebemittel
Hw	=	Hautwasser
K	=	Konstitutionsmittel
Lf	=	Lymphmittel
ml	=	Milliliter
St	=	Stoffwechselmittel
Rp.	=	Rezepe (Rezept)
S.	=	Signa (Gebrauchsanweisung)
s.c.	=	subkutan
W	=	Darm- und Wurmmittel

Die arabischen Zahlen hinter dem Mittelnamen geben die Nummer des betreffenden Präparates in der jeweiligen Arzneimittelreihe an.

Die arabischen Zahlen hinter der Bezeichnung „D“ geben die Dezimalpotenz (= Verdünnungsgrad) an; z. B. Ad1 D10 = Adermittel 1 in der 10. Dezimalpotenz.

Einleitung

Das vorliegende Rezeptierbuch der Jso-Komplex-Heilweise (= JKH) ist für den Praktiker bestimmt. Es setzt die Kenntnis der verschiedenen Krankheiten, der Methoden und Hilfsmittel zu ihrer Diagnose und ihrer Behandlung mit physikalischen, diätetischen und evtl. auch operativen Maßnahmen voraus.

Lediglich für die medikamentöse Behandlung sind im folgenden Beispiele dafür zusammengestellt, wie die Heilmittel der JKH in den einzelnen Krankheitsfällen erfolgreich eingesetzt werden können.

Hierbei werden zunächst die vorwiegend für das jeweilige Krankheitsbild in Frage kommenden JKH-Mittel aufgeführt und beschrieben. Sodann folgt ein Rezeptbeispiel. Dieses dient jedoch nur als Anhaltspunkt und kann je nach dem individuellen Krankheitsbild variiert werden.

Voraussetzung dafür ist natürlich die genaue Kenntnis der Wirkungsweise der einzelnen JKH-Mittel, wie sie vor allem durch das Standardwerk von Theodor Krauß „Die Grundgesetze der Jso-Komplex-Heilweise", aber auch durch die Broschüre „Die Arzneimittel der Jso-Komplex-Heilweise" vermittelt wird.

Nachdem alle Arzneien der Jso-Komplex-Heilweise Mischungen aus spagirischen Einzelessenzen in homöopathischer Potenzierung sind, wird bei ihrer Einnahme der Körper nie zu Reaktionen nach dem Massenwirkungsgesetz gezwungen, wie sie bei den hochdosierten, chemisch-synthetischen Mitteln üblich sind und dann beinahe zwangsläufig zu entsprechenden und kaum jemals erwünschten Nebenwirkungen führen können.

Ganz im Gegensatz dazu gehen von diesen feindosierten spagirischen Arzneien der Jso-Komplex-Heilweise laufend leichte aber gezielte Impulse aus, die, vergleichbar den Katalysatoren in der Chemie, das Selbstregulationsvermögen jedes lebendigen Organismus anregen und ihm damit diejenige Hilfestellung geben, die notwendig ist, um von sich aus ohne „chemische Krücken" seine Entgleisungen in den verschiedenen Stoffwechselsystemen zu überwinden.

Die moderne Kybernetik hat sehr eindrucksvolle Modelle für diese Art von Selbsthilfe mit dem System der „Regelkreise" angeboten, die in einer unvorstellbar großen Zahl die Aufrechterhaltung der Funktionen eines lebendigen Körpers erst ermöglichen.

Die „Informatik" mit ihren Erklärungsversuchen für Signale und Signalwirkungen öffnet sogar den Weg für einen wissenschaftlich anerkannten Nachweis der Wirkung kleinster (= infinitesimaler) Stoffmengen, ja selbst für Wirksamkeiten, die scheinbar ohne jegliche Beteiligung von Materie eintreten können.

Zudem haben die vorher erwähnten Katalysatoren die hochinteressante Eigenschaft, daß sie nur in ein ganz spezifisches, sehr eng begrenztes Geschehen eingreifen können, auch wenn ihnen eine große Anzahl anderer Möglichkeiten angeboten wird.

Umgekehrt kann bei einer Vielzahl, am Ort des Geschehens anwesender Katalysatoren nur derjenige zum Zug kommen, der auf eine für ihn ganz spezifische zugeschnittene Konstellation trifft.

In ähnlicher Weise werden unter der beachtlichen Menge der mit pflanzlichen Zubereitungen angebotenen Hilfen nur diejenigen wirksam, die bei der augenblicklichen Situation des erkrankten Patienten „katalytisch" eingreifen und damit seine gestörten Regelkreise wieder zur normalen Funktion zurückführen können. Die vielen anderen, die auf keine reaktionsfähigen Partner treffen, können nicht aktiv werden.

Aber auch diese liegen bei den spagirischen Arzneimitteln der JKH in einer so geringen Konzentration vor, daß sie den ohnehin empfindlichen Stoffwechsel des Kranken nie belasten, sondern leicht ausgeschieden werden können, und zwar ohne daß unerwünschte Reaktionen erzwungen werden, wie dies bei hochdosierten chemisch-synthetischen Präparaten oft der Fall sein kann.

Außerdem sind alle Arzneimittel der JKH grundsätzlich so zusammengestellt, daß der kranke Organismus von möglichst vielen Seiten und auf möglichst verschiedenen Wegen angegangen wird, aber immer mit dem Ziel, seine eigenen Abwehr- und Regenerationskräfte anzuspornen.

Eine Änderung in der Dosierung, wie sie insbesondere bei chronischen Erkrankungen wünschenswert sein kann, erreicht man durch Auflösen der Kügelchen in verschiedenen großen Flüssigkeitsmengen und durch präzise Vorschriften für die Einnahme.

Die Tatsache, daß die Arzneimittel der JKH niemals toxische Wirkungen haben können, darf aber nicht zu Gleichgültigkeit und zu mangelnder Sorgfalt bei der Suche nach den besten Mitteln führen. Die gegebenen Hinweise sollen nur einer allzu großen Ängstlichkeit vorbeugen, wenn im Einzelfall eine vielleicht ungewöhnliche Rezeptur erprobt werden soll.

Das „cito, tuto et jucunde" (schnell, sicher und angenehm) muß stets das oberste Gebot für jeden bleiben, der kranken Menschen helfen will. Und dazu soll das vorliegende Rezeptierbuch der JKH ein zuverlässiger und bewährter Führer und Berater sein.

Übersicht über die Arzneimittel der Jso-Komplex-Heilweise

Ader- oder Blutmittel-Reihe

Ad 1	Adermittel 1	Avena cp
Ad 2	Adermittel 2	Hamamelis cp
Ad 3	Adermittel 3	Hydrastis cp

Brustmittel-Reihe

Br 1	Brustmittel 1	Adiantum cp
Br 2	Brustmittel 2	Phellandrium cp
Br 3	Brustmittel 3	Drosera cp
Br 4	Brustmittel 4	Ipecacuanha cp
Br 5	Brustmittel 5 (Br 2, G 5, K 1)	Teucrium cp
Br 6	Brustmittel 6 (Br 1, G 5)	Eucalyptus cp
Br 7	Brustmittel 7 (Ad 1, Br 2, G 5)	Galeopsis cp
Br 8	Brustmittel 8 (Br 2, Fb 1, G 5)	Glechoma cp
Br 9	Brustmittel 9 (Br 1, Fb 1, G 5)	Polygala cp

Fiebermittel-Reihe

Fb 1	Fiebermittel 1	Aconitum cp
Fb 2	Fiebermittel 2	Cinchona cp

Gewebemittel-Reihe

G 1	Gewebemittel 1	Caulophyllum cp
G 2	Gewebemittel 2	Equisetum cp

G 3	Gewebemittel 3	Mezereum cp
G 4	Gewebemittel 4	Symphytum cp
G 5	Gewebemittel 5	Conium cp
G 6	Gewebemittel 6	Vincetoxicum cp
G 7	Gewebemittel 7 (Ad 2, G 5)	Millefolium cp
G 8	Gewebemittel 8 (Fb 1, G 10, St 2)	Chelidonium cp
G 9	Gewebemittel 9 (Ad 3, G 5, St 1)	Pulsatilla cp
G 10	Gewebemittel 10	Podophyllum cp
G 11	Gewebemittel 11 (Ad 2, G 5, Lf 1, St 5)	Rhus toxicodendron cp
G 12	Gewebemittel 12 (Ad 1, G 1)	Sanguinaria cp
G 13	Gewebemittel 13	Ailanthus cp
G 14	Gewebemittel 14 (Ad 3, Fb 1, G 13)	Belladonna cp
G 15	Gewebemittel 15	Condurango cp
G 16	Gewebemittel 16 (Ad 3, G 15, St 1)	Nux vomica cp
G 17	Gewebemittel 17	Rhus aromatica cp

Konstitutionsmittel-Reihe

K 1	Konstitutionsmittel 1	Thuja cp
K 2	Konstitutionsmittel 2 (G 17, K 1, St 2)	Cannabis cp
K 3	Konstitutionsmittel 3 (Ad 2, G 5, K 1)	Phytolacca cp
K 4	Konstitutionsmittel 4 (Ad 2, K 1, W 1)	Clematis cp
K 5	Konstitutionsmittel 5 (Ad 3, G 3, K 1, St 5)	Vinca minor cp

Lymphmittel-Reihe

Lf 1	Lymphmittel 1	Echinacea cp
Lf 2	Lymphmittel 2 (Ad 3, Lf 1, St 1)	Abrotanum cp

Stoffwechselmittel-Reihe

St 1	Stoffwechselmittel 1	Cochlearia cp
St 2	Stoffwechselmittel 2	Lycopodium cp
St 3	Stoffwechselmittel 3	Scrophularia cp
St 4	Stoffwechselmittel 4 (K 1, St 2)	Sarsaparilla cp
St 5	Stoffwechselmittel 5	Berberis cp
St 6	Stoffwechselmittel 6	Solidago cp
St 7	Stoffwechselmittel 7 (Ad 1, St 1)	Malva cp
St 8	Stoffwechselmittel 8 (Ad 3, St 1)	Veronica cp
St 9	Stoffwechselmittel 9 (Fb 1, St 5)	Nasturtium cp
St 10	Stoffwechselmittel 10	Centaurium cp
St 11	Stoffwechselmittel 11	Lobelia cp
St 12	Stoffwechselmittel 12	Euphrasia cp

Darm- oder Wurmmittelreihe

W 1	Darm- u. Wurmmittel 1	Allium cp
W 2	Darm- u. Wurmmittel 2	Tanacetum cp

Fluid-Reihe

Fl blau	Fluid blau	Capsella cp Fluid
Fl gelb	Fluid gelb	Sambucus cp Fluid
Fl grün	Fluid grün	Populus cp Fluid
Fl rot	Fluid rot	Rhododendron cp Fluid
Fl weiß	Fluid weiß	Viscum album cp Fluid
Hw	Hautwasser	Arnica cp

Wirkungsbereich und Bestandteile der einzelnen Arzneimittel der Jso-Komplex-Heilweise

Reihe der Ader- oder Blutmittel

Adermittel – Avena cp **Ad 1**

Bestandteile: Arnica montana, Avena sativa, Capsella bursa pastoris, Hydrastis canadensis, Malva silvestris, Sanguinaria canadensis.

Wirkungsbereich: Arterielles System, Herz.
In der Grundstärke anregend, die Herzkraft erhöhend, den Blutdruck steigernd.
In höheren Potenzen beruhigend bei aktiver Blutüberfüllung, bei erhöhtem Blutdruck. Entzündungswidrig.

Adermittel 2 – Hamamelis cp **Ad 2**

Bestandteile: Achillea millefolium, Aesculus hippocastanum, Avena sativa, Hamamelis virginica, Hydrastis canadensis, Malva silvestris, Sanguinaria canadensis.

Wirkungsbereich: Venöses System, Herz, venöse Stauungen, Krampfadern, Hämorrhoiden, Blutergüsse, chronische Entzündungen.

Adermittel 3 – Hydrastis cp **Ad 3**

Bestandteile: Arnica montana, Artemisia abrotanum, Avena sativa, Hydrastis canadensis, Malva silvestris, Pulsatilla vulgaris, Sanguinaria canadensis.

Wirkungsbereich: Blut, besonders rote Blutkörperchen und Blutbildungssystem wie Leber, Milz, Knochenmark; Rekonvaleszenz- und Blutbildungsmittel. Bei Blutarmut und allgemeiner Schwäche, besonders der Kinder. Bleichsucht nach Blutverlusten und chronischen Krankheiten; Marasmus. Nervenschwäche auf Grund von Untererernährung oder Blutarmut; Neurasthenie.

Reihe der Brustmittel

Sie wirken auf die Atmungsorgane.

Brustmittel 1 – Adiantum cp **Br 1**

Bestandteile: Adiantum capillus veneris, Allium cepa, Eucalyptus globulus, Phellandrium aquaticum, Polygala amara, Uragoga ipecacuanha.

Wirkungsbereich: Allgemein auf die Atmungsorgane, Luftröhre, Bronchien, Lunge. Bei Husten, Katarrh, Atemnot durch Verschleimung, akuter Bronchitis.

Brustmittel 2 – Phellandrium cp **Br 2**

Bestandteile: Adiantum cap. veneris, Allium cepa, Eucalyptus globulus, Galeopsis ochroleuca, Glechoma hederacea, Phellandrium aquaticum, Polygala amara, Teucrium scordium, Uragoga ipecacuanha, Conium maculatum, Equisetum arvense, Petroselinum sativum, Pimpinella saxifraga, Rhus toxicodendron, Vincetoxicum officinale.

Wirkungsbereich: Katarrhalische Erkrankungen der Atmungsorgane, auch solche chronischen Charakters, bei welchen es insbesondere auf Verflüssigung und Beseitigung von zähem Schleim ankommt.

Brustmittel 3 – Drosera cp **Br 3**

Bestandteile: Adiantum cap. veneris, Allium cepa, Arnica montana, Artemisia abrotanum, Avena sativa, Drosera rotundifolia, Eucalyptus globulus, Hydrastis canadensis, Hyoscyamus niger, Malva silvestris, Phellandrium aquaticum, Polygala amara, Pulsatilla vulgaris, Sanguinaria canadensis, Uragoga ipecacuanha.

Wirkungsbereich: Luftröhre und Bronchien. Bei Katarrh, Husten, Luftröhrenentzündung, Keuchhusten, bronchialem Asthma, spastischer Bronchitis. Hauptsächlich Kindermittel.

Brustmittel 4 – Ipecacuanha cp **Br 4**

Bestandteile: Aconitum napellus, Adiantum cap. veneris, Aesculus hippocastanum, Allium cepa, Arnica montana, Berberis vulgaris, Cetraria islandica, Cinchona succirubra, Erythraea centaurium, Eucalyptus globulus, Phellandrium aquaticum, Polygala amara, Salix alba, Sambucus nigra, Uragoga ipecacuanha.

Wirkungsbereich: Nerven der Atmungsorgane. Bei Krampf- und Kitzelhusten, nervösem Asthma, Atemnot. Asthma des höheren Alters, Emphysem.

Brustmittel 5 – Teucrium cp **Br 5**

Bestandteile: Adiantum cap. veneris, Allium cepa, Althaea officinalis, Betula alba, Clematis recta, Conium maculatum, Equisetum arvense, Eucalyptus globulus, Galeopsis ochroleuca, Glechoma hederacea, Myrtus communis, Petroselinum sativum, Phellandrium aquaticum, Phytolacca decandra, Pimpinella saxifraga, Polygala amara, Populus tremula, Rhus toxicodendron, Rosa canina, Smilax medica, Solanum dulcamara, Steffensia elongata, Teucrium scordium, Thuja occidentalis, Tilia europaea, Uragoga ipecacuanha, Veronica officinalis, Viburnum opulus, Vincetoxicum officinale, Vinca minor.

Wirkungsbereich: Konstitutionelle tiefreichende Erkrankungen der Atmungsorgane, besonders der Lunge.

Brustmittel 6 – Eucalyptus cp **Br 6**

Bestandteile: Adiantum cap. veneris, Allium cepa, Eucalyptus globulus, Conium maculatum, Phellandrium aquaticum, Phytolacca decandra, Pimpinella saxifraga, Polygala amara, Rhus toxicodendron, Uragoga ipecacuanha, Vincetoxicum officinale.

Wirkungsbereich: Chronische, gutartige Bronchialkatarrhe.

Brustmittel 7 – Galeopsis cp **Br 7**

Bestandteile: Arnica montana, Adiantum cap. veneris, Allium cepa, Avena sativa, Capsella bursa pastoris, Conium maculatum, Equisetum arvense, Eucalyptus globulus, Galeopsis ochroleuca, Glechoma hederacea, Hydrastis canadensis, Malva silvestris, Petroselinum sativum, Phellandrium aquaticum, Phytolacca decandra, Pimpinella saxifraga, Polygala amara, Rhus toxicodendron, Sanguinaria canadensis, Teucrium scordium, Uragoga ipecacuanha, Vincetoxicum officinale.

Wirkungsbereich: Akute, heftige Entzündungsformen der Bronchien und Lunge.

Brustmittel 8 – Glechoma cp **Br 8**

Bestandteile: Aconitum napellus, Adiantum cap. veneris, Aesculus hippocastanum, Allium cepa, Berberis vulgaris, Cetraria islandica, Cinchona succirubra, Conium maculatum, Equisetum arvense, Erythraea centaurium, Eucalyptus globulus, Galeopsis ochroleuca, Glechoma hederacea, Petroselinum sativum, Phellandrium aquaticum, Phytolacca decandra, Pimpinella saxifraga, Polygala amara, Rhus toxicodendron, Salix alba, Sambucus nigra, Teucrium scordium, Uragoga ipecacuanha, Vincetoxicum officinale.

Wirkungsbereich: Chronischer Bronchialkatarrh mit dauernder geringer Temperaturerhöhung und zäher Schleimabsonderung.

Brustmittel 9 – Polygala cp **Br 9**

Bestandteile: Aconitum napellus, Adiantum cap. veneris, Aesculus hippocastanum, Allium cepa, Berberis vulgaris, Cetraria islandica, Cinchona succirubra, Conium maculatum, Erythraea centaurium, Eucalyptus globulus, Phellandrium aquaticum, Phytolacca decandra, Pimpinella saxifraga, Polygala amara, Rhus toxicodendron, Salix alba, Sambucus nigra, Uragoga ipecacuanha, Vincetoxicum officinale.

Wirkungsbereich: Akute, fieberhafte Bronchialkatarrhe mit krampfartigem Husten und Schleimerbrechen.

Reihe der Fieber- und Nervenmittel

Sie haben einen viel größeren Wirkungskreis, als der Name vermuten läßt und wirken vornehmlich auf den gesamten, unbewußt arbeitenden (vegetativen) Nervenapparat, auf die sympathischen Nervenzentren und Nervengeflechte, auf Gehirn und Rückenmark. Sie beeinflussen besonders nervöse Störungen im Blutkreislauf sowohl im peripheren Gefäßsystem (vasomotorische Störungen) als auch nervöse Störungen des Herzens, ferner Störungen in der Wärmeregulation, der Schweißproduktion, die Funktion der Leber und der anderen Organe, welche die Regulierung des Stoff- und Kräftehaushaltes besorgen. Sie verbessern die biologische Abwehr.

Fieber- und Nervenmittel 1 – Aconitum cp **Fb 1**

Bestandteile: Aconitum napellus, Aesculus hippocastanum, Berberis vulgaris, Cetraria islandica, Cinchona succirubra, Erythraea centaurium, Salix alba, Sambucus nigra.

Wirkungsbereich: Zentralnervensystem, vegetatives Nervensystem.
Gegensätzliche Wirkung: Grundstärke anregend auf Psyche, motorische und sensible Nerven; schweißtreibend. Hohe Potenzen (D10) beruhigend, entkrampfend, fiebersenkend.

Fieber- und Nervenmittel 2 – Cinchona cp **Fb 2**

Bestandteile: Aesculus hippocastanum, Berberis vulgaris, Cetraria islandica, Cinchona succirubra, Erythraea centaurium, Salix alba, Sambucus nigra, Scolopendrium vulgare.

Wirkungsbereich: Periphere Nerven, Milz. Bei Neuralgien, Nervenschmerz, Hautjucken, Reizbarkeit, Krämpfen. Anwendung mehr äußerlich.

Reihe der Gewebemittel

Sie wirken speziell auf die Zellstruktur, den Auf-, Ab- und Umbau der Zellen und Organe. Einige korrespondieren mit den entsprechenden Stoffwechselmitteln, so beeinflußt z. B. Solidago cp (St 6) die Funktion der Niere (Harnbereitung und -ausscheidung), Vincetoxicum cp (G 6) dagegen die Zellstruktur des Organs.

Gewebemittel 1 – Caulophyllum cp **G 1**

Bestandteile: Caulophyllum thalictroides, Conium maculatum, Pimpinella saxifraga, Rhus toxicodendron, Vincetoxicum officinale.

Wirkungsbereich: Allgemeines Gewebemittel mit äußerst großem Wirkungsbereich, insbesondere Drüsen, Schleimhäute; Frauenmittel.

Gewebemittel 2 – Equisetum cp **G 2**

Bestandteile: Conium maculatum, Equisetum arvense, Petroselinum sativum, Pimpinella saxifraga, Rhus toxicodendron, Vincetoxicum officinale.

Wirkungsbereich: Seröse Häute, Schleimhäute, Blase (Blasenkatarrh), Nieren, Schleimhäute des Darmes (Hämorrhoiden), Leber und Gallenblase, Unterhautzellgewebe, sulzige und gallertartige Ablagerungen in Geweben und Gelenken. Wassersucht. Es korrespondiert mit Stoffwechselmittel 2 (St 2).

Gewebemittel 3 – Mezereum cp **G 3**

Bestandteile: Conium maculatum, Daphne mezereum, Pimpinella saxifraga, Rhus toxicodendron, Sempervivum tectorum, Vincetoxicum officinale.

Wirkungsbereich: Haut- und Darmmittel, Drüsen und Zellgewebe der Haut. (Verbrennungen und Verbrühungen; Erfrierungen) Chronische Darmkatarrhe. Kropf, Knorpelwucherungen.
Es korrespondiert mit Stoffwechselmittel 3 (St 3).

Gewebemittel 4 – Symphytum cp **G 4**

Bestandteile: Conium maculatum, Pimpinella saxifraga, Rhus toxicodendron, Symphytum officinale, Vincetoxicum officinale.

Wirkungsbereich: Knochengewebe, Gelenke, Kalkstoffwechsel. Bei Rachitis, Knochenverletzungen, gichtischen Ablagerungen in Gelenken und Muskeln; Brechen und Splittern der Nägel; Haarausfall, Haarschwund. Störungen des Zahnwachstums, Zahnfäule (Karies).
Bei hartnäckigen eitrigen Entzündungen und Katarrhen.

Gewebemittel 5 – Conium cp **G 5**

Bestandteile: Conium maculatum, Phytolacca decandra, Pimpinella saxifraga, Rhus toxicodendron, Vincetoxicum officinale.

Wirkungsbereich: Leber, Venensystem, Haut. Geschwüre, Geschwülste. Bei rheumatischen Muskel- und Gelenkerkrankungen.
Es korrespondiert mit Stoffwechselmittel 5 (St 5).

Gewebemittel 6 – Vincetoxicum cp **G 6**

Bestandteile: Arnica montana, Conium maculatum, Ledum palustre. Pimpinella saxifraga, Rhus toxicodendron, Vincetoxicum officinale.

Wirkungsbereich: Harnsystem mit zentraler Wirkung auf die Nieren, Beziehungen zum Mineralstoffwechsel (Arteriosklerose, Steinleiden), Gicht.
Es korrespondiert mit Stoffwechselmittel 6 (St 6).

Gewebemittel 7 – Millefolium cp **G 7**

Bestandteile: Achillea millefolium, Aesculus hippocastanum, Avena sativa, Conium maculatum, Hamamelis virginica, Hydrastis canadensis, Malva silvestris, Phytolacca decandra, Pimpinella saxifraga, Rhus toxicodendron, Sanguinaria canadensis, Vincetoxicum officinale.

Wirkungsbereich: Chronische Gewebsveränderungen infolge venöser Stauungen. Bei Krampfadern, Hämorrhoiden; Furunkeln.

Gewebemittel 8 – Chelidonium cp **G 8**

Bestandteile: Aconitum napellus, Aesculus hippocastanum, Berberis vulgaris, Carduus benedictus, Cetraria islandica, Chelidonium majus, Cinchona succirubra, Cochlearia officinalis, Conium maculatum, Erythraea centaurium, Hydrastis canadensis, Lycopodium clavatum, Matricaria chamomilla, Nasturtium officinale, Pimpinella saxifraga, Podophyllum peltatum, Rhus toxicodendron, Salix alba, Sambucus nigra, Scrophularia nodosa, Smilax medica, Tussilago farfara, Veronica officinalis, Vincetoxicum officinale.

Wirkungsbereich: Drüsen und Schleimhäute des Magen-Darmsystems, besonders Leber und Galle. Bauchspeicheldrüse, Milz. Dick- und Mastdarm. Pfortadergebiet, vegetatives Nervensystem der Bauchorgane. Bei chronischer Verstopfung, Gallensteinleiden.

Gewebemittel 9 – Pulsatilla cp **G 9**

Bestandteile: Arnica montana, Artemisia abrotanum, Avena sativa, Cochlearia officinalis, Conium maculatum, Hydrastis canadensis, Malva silvestris, Matricaria chamomilla, Nasturtium officinale, Phytolacca decandra, Pimpinella saxifraga, Pulsatilla vulgaris, Rhus toxicodendron, Sanguinaria canadensis, Scrophularia nodosa, Smilax medica, Strychnos nux vomica, Tussilago farfara, Veronica officinalis, Vincetoxicum officinale.

Wirkungsbereich: Bei schweren Ernährungs- und Stoffwechselstörungen sowie Blutbildveränderungen infolge gestörter Funktion von Magen, Lymphorganen, Drüsen, Milz und Leber. Bei Magengeschwüren.

Gewebemittel 10 – Podophyllum cp **G 10**

Bestandteile: Carduus benedictus, Chelidonium majus, Conium maculatum, Pimpinella saxifraga, Podophyllum peltatum, Rhus toxicodendron, Vincetoxicum officinale.

Wirkungsbereich: Nervöse Störungen im Bereich des Magen-Darmkanals, Dünn-, Dickdarm, Leber, Gallenblase, Bauchspeicheldrüse.

Gewebemittel 11 – Rhus toxicodendron cp G 11

Bestandteile: Achillea millefolium, Aesculus hippocastanum, Avena sativa, Berberis vulgaris, Cochlearia officinalis, Conium maculatum, Echinacea angustifolia, Erythraea centaurium, Fucus vesiculosus, Hamamelis virginica, Hydrastis canadensis, Humulus lupulus, Malva silvestris, Matricaria chamomilla, Menyanthes trifoliata, Nasturtium officinale, Oxalis acetosella, Phytolacca decandra, Pimpinella saxifraga, Pulmonaria officinalis, Rhus toxicodendron, Sanguinaria canadensis, Scrophularia nodosa, Simaruba amara, Smilax medica, Tussilago farfara, Veronica officinalis, Vincetoxicum officinale.

Wirkungsbereich: Venensystem, Leber, Galle, Milz, Haut, Muskeln. Umfangreichste Wirkung bei allen Stoffwechselerkrankungen (Dyskrasien), insbesondere harnsaurer Diathese (Gicht, Arthrosen, Rheuma, Steinleiden) und exsudativer Diathese (Hautausschläge, Furunkel, Karbunkel).

Gewebemittel 12 – Sanguinaria cp G 12

Bestandteile: Arnica montana, Avena sativa, Capsella bursa pastoris, Caulophyllum thalictroides, Conium maculatum, Hydrastis canadensis, Malva silvestris, Pimpinella saxifraga, Rhus toxicodendron, Sanguinaria canadensis, Vincetoxicum officinale, Atropa belladonna.

Wirkungsbereich: Akute entzündliche Erkrankungsformen der Schleimhäute und Drüsen, besonders der Frauen.

Gewebemittel 13 – Ailanthus cp G 13

Bestandteile: Ailanthus glandulosa, Atropa belladonna, Conium maculatum, Pimpinella saxifraga, Rhus toxicodendron, Vincetoxicum officinale.

Wirkungsbereich: Rachen, Mandeln, Schlund, Kehlkopf. Bei Rachenkatarrh, Rachenentzündungen und Rachengeschwüren, Angina, Kitzel im Hals mit dauerndem Zwang zum Räuspern und Husten; Heiserkeit, Nebenhöhlenentzündungen.

Gewebemittel 14 – Belladonna cp **G 14**

Bestandteile: Aconitum napellus, Aesculus hippocastanum, Ailanthus glandulosa, Arnica montana, Artemisia abrotanum, Atropa belladonna, Avena sativa, Berberis vulgaris, Cetraria islandica, Cinchona succirubra, Conium maculatum, Erythraea centaurium, Hydrastis canadensis, Malva silvestris, Pimpinella saxifraga, Pulsatilla vulgaris, Rhus toxicodendron, Salix alba, Sambucus nigra. Sanguinaria canadensis, Vincetoxicum officinale.

Wirkungsbereich: Ähnlich wie Ailanthus cp. Bei akut entzündlichen, fieberhaften Erkrankungen des Rachens und der Mandeln; Kehlkopfkatarrh und Katarrh der oberen Luftwege.

Gewebemittel 15 – Condurango cp **G 15**

Bestandteile: Conium maculatum, Marsdenia condurango, Pimpinella saxifraga, Rhus toxicodendron, Strychnos nux vomica, Vincetoxicum officinale.

Wirkungsbereich: Magen, Bauchfell; elastisches Gewebe der Bauchdecken. Bei Magenerweiterung, Plätscher- und Senkmagen. Bei chronischen Magenerkrankungen und bei Bruchanlage.

Gewebemittel 16 – Nux vomica cp **G 16**

Bestandteile: Arnica montana, Artemisia abrotanum, Avena sativa, Cochlearia officinalis, Conium maculatum, Hydrastis canadensis, Malva silvestris, Marsdenia condurango, Matricaria chamomilla, Nasturtium officinale, Pimpinella saxifraga, Pulsatilla vulgaris, Rhus toxicodendron, Sanguinaria canadensis, Scrophularia nodosa, Smilax medica, Strychnos nux vomica, Tussilago farfara, Veronica officinalis. Vincetoxicum officinale.

Wirkungsbereich: Schwere Magenerkrankungen mit Blutarmut und Stoffwechselstörungen.

Gewebemittel 17 – Rhus aromatica cp **G 17**

Bestandteile: Conium maculatum, Pimpinella saxifraga, Populus tremuloides, Rhus aromatica, Rhus toxicodendron, Vincetoxicum officinale.

Wirkungsbereich: Blasenschließmuskel. In niederen Potenzen bei Harnverhaltung, in hohen Potenzen (D10) bei Harndrang, Bettnässen.

Reihe der Konstitutionsmittel

Es ist eine alte Erfahrungstatsache, daß durch dauernde Einwirkung starker Schädigungen, besonders durch schwere Krankheiten oder den Mißbrauch alkoholischer und narkotischer Genußgifte, die Konstitution eines Menschen verschlechtert werden kann. Das Konstitutionsmittel ist das Hauptmittel gegen solche Schäden und damit äußerst wertvoll zur Unterstützung der einzelnen spezifischen Mittel. In Verbindung mit solchen ist es bei allen chronischen Leiden, insbesondere konstitutioneller Art, anzuwenden.

Konstitutionsmittel 1 Thuja cp **K 1**

Bestandteile: Althaea officinalis, Betula alba, Clematis recta, Eucalyptus globulus, Myrtus communis, Populus tremula, Rosa canina, Smilax medica, Solanum dulcamara, Steffensia elongata, Thuja occidentalis, Tilia europaea, Veronica officinalis, Viburnum opulus, Vinca minor.

Wirkungsbereich: Bei allen chronischen Leiden des Stoffwechsel-, Blut- und Lymphsystems als Zusatzmittel.

Konstitutionsmittel 2 – (früher Cannabis cp) **K 2**

Bestandteile: Althaea officinalis, Betula alba, Clematis recta, Cochlearia officinalis, Conium maculatum, Eucalyptus globulus, Hydrastis canadensis, Lycopodium clavatum, Matricaria chamomilla, Myrtus communis, Nasturtium officinale, Pimpinella saxifraga, Populus tremula, Rhus aromatica, Rhus toxicodendron, Rosa canina, Scrophularia nodosa, Smilax medica, Solanum dulcamara, Steffensia elongata, Thuja occidentalis, Tilia europaea, Tussilago farfara, Veronica, Viburnum opulus, Vinca minor, Vincetoxicum officinale.

Wirkungsbereich: Chronische Harnröhren- und Blasenleiden.

Konstitutionsmittel 3 – Phytolacca cp **K 3**

Bestandteile: Achillea millefolium, Aesculus hippocastanum, Althaea officinalis, Avena sativa, Betula alba, Clematis recta, Conium maculatum,

Eucalyptus globulus, Hamamelis virginica, Hydrastis canadensis, Malva silvestris, Myrtus communis, Phytolacca decandra, Pimpinella saxifraga, Populus tremula, Rhus toxicodendron, Rosa canina, Sanguinaria canadensis, Smilax medica, Solanum dulcamara, Steffensia elongata, Thuja occidentalis, Tilia europaea, Veronica officinalis, Viburnum opulus, Vinca minor, Vincetoxicum officinale.

Wirkungsbereich: Chronisch entzündliche Erkrankungen der Haut, Drüsen und Schleimhäute.

Konstitutionsmittel 4 – Clematis cp **K 4**

Bestandteile: Achillea millefolium, Aesculus hippocastanum, Allium sativum, Althaea officinalis, Avena sativa, Betula alba, Chenopodium ambr., Clematis recta, Dictamnus albus, Eucalyptus globulus, Euphorbium off., Hamamelis virginica, Hydrastis canadensis, Imperatoria ost., Malva silvestris, Myrtus communis, Populus tremula, Rosa canina, Ruta graveolens, Sanguinaria canadensis, Smilax medica, Solanum dulcamara, Steffensia elongata, Thuja occidentalis, Thymus serpyll., Tilia europaea, Veronica officinalis, Viburnum opulus, Vinca minor.

Wirkungsbereich: Ähnlich wie K3 (Phytolacca cp), jedoch vor allem bei Eiterungen und Geschwülsten.

Konstitutionsmittel 5 – Vinca minor cp **K 5**

Bestandteile: Artemisia abrotanum, Althaea off., Arnica montana, Avena sativa, Berberis vulgaris, Betula alba, Chamomilla, Clematis recta, Cochlearia officinalis, Conium maculatum, Dulcamara, Eucalyptus globulus, Farfara, Hydrastis canadensis, Malva silvestris, Mezereum, Myrtus communis, Nasturtium officinale, Pimpinella saxifraga, Populus tremula, Pulsatilla vulgaris, Rhus toxicodendron, Rosa canina, Sempervivum tectorum, Sanguinaria canadensis, Smilax medica, Steffensia elongata, Thuja occidentalis, Tilia europaea, Veronica officinalis, Viburnum opulus, Vinca minor, Vincetoxicum officinale.

Wirkungsbereich: Chronische Haut- und Schleimhauterkrankungen. Auch zu äußerlichem Gebrauch für Salben und Umschläge.

Reihe der Lymphmittel

Sie wirken auf die lymphatischen Organe (Lymphknoten, Lymphgefäße, weiße Blutkörperchen).

Lymphmittel 1 – Echinacea cp **Lf 1**

Bestandteile: Echinacea angustifolia, Erythraea centaurium, Fucus vesiculosus, Humulus lupulus, Menyanthes trifoliata, Oxalis acetosella, Pulmonaria officinalis, Simaruba amara.

Wirkungsbereich: Das ganze Lymphsystem; Mobilisierung der körpereigenen Abwehrkräfte; Nervenschwäche; Anschwellungen und Entzündungen der Drüsen. Kropf. Chronische Ausschläge.

Lymphmittel 2 – Abrotanum cp **Lf 2**

Bestandteile: Arnica montana, Artemisia abrotanum, Avena sativa, Cochlearia officinalis, Echinacea angustifolia, Erythraea centaurium, Fucus vesiculosus, Humulus lupulus, Hydrastis canadensis, Malva silvestris, Matricaria chamomilla, Menyanthes trifoliata, Nasturtium officinale, Oxalis acetosella, Pulmonaria officinalis, Pulsatilla vulgaris, Sanguinaria canadensis, Scrophularia nodosa, Simaruba amara, Smilax medica, Strychnos nux vomica, Tussilago farfara, Veronica officinalis.

Wirkungsbereich: Gesamter Stoffwechsel, Lymphe und Blut. Zur Kräftigung und Blutbildung bei Schwächezuständen verschiedenen Ursprungs.

Reihe der Stoffwechselmittel

Sie wirken primär auf die Organe, welche den äußeren Stoffwechsel betätigen (Magendarmkanal nebst Drüsenanhang), dann sekundär auf die mit diesen Organen in Zweckgemeinschaft stehenden Organe und Gewebe, welche den inneren Stoffwechsel bewerkstelligen, und schließlich universell oder konstitutionell über diese wichtige Organfunktionen auf den Gesamtorganismus.

Stoffwechselmittel 1 – Cochlearia cp **St 1**

Bestandteile: Cochlearia officinalis, Hydrastis canadensis, Matricaria chamomilla, Nasturtium officinale, Scrophularia nodosa, Smilax medica, Strychnos nux vomica, Tussilago farfara, Veronica officinalis.

Wirkungsbereich: Das Arcanum vitae der JSO-Komplex-Heilweise. Wirkt bei regelmäßigem Gebrauch außerordentlich günstig auf die gesamte Körperverfassung. Universalmittel für den ganzen Stoffwechsel. Magenmittel, stoffwechsel- und appetitanregend. Auch bei Alkohol- und Nikotinabusus bewährt.

Stoffwechselmittel 2 – Lycopodium cp **St 2**

Bestandteile: Cochlearia officinalis, Hydrastis canadensis, Lycopodium clavatum, Matricaria chamomilla, Nasturtium officinale, Scrophularia nodosa, Smilax medica, Tussilago farfara, Veronica officinalis.

Wirkungsbereich: Blase, (Blasenkatarrh), Nieren, Schleimhäute des Darms, Stuhlträgheit. Leber und Gallenblase. Korrespondiert mit Gewebemittel 2 (G 2).

Stoffwechselmittel 3 – Scrophularia cp **St 3**

Bestandteile: Cochlearia officinalis, Hydrastis canadensis, Matricaria chamomilla, Nasturtium officinale, Rheum palmatum, Scrophularia nodosa, Smilax medica, Tussilago farfara, Veronica officinalis.

Wirkungsbereich: Haut- und Unterhautzellgewebe. Darmschleimhäute (sekretionshemmend). Ausschläge, chronische Ekzeme (trocken und nässend). Sensibles Nervensystem; Neurasthenie.

Stoffwechselmittel 4 – Sarsaparilla cp St 4

Bestandteile: Althaea officinalis, Betula alba, Clematis recta, Cochlearia officinalis, Eucalyptus globulus, Hydrastis canadensis, Lycopodium clavatum, Matricaria chamomilla, Myrtus communis, Nasturtium officinale, Populus tremula, Rosa canina, Scrophularia nodosa, Smilax medica (= Sarsaparilla), Solanum dulcamara, Steffensia elongata, Thuja occidentalis, Tilia europaea, Tussilago farfara, Veronica officinalis, Viburnum opulus, Vinca minor.

Wirkungsbereich: Harnröhren- und Blasenkatarrh, besonders chronischer Art.

Stoffwechselmittel 5 – Berberis cp St 5

Bestandteile: Berberis vulgaris, Cochlearia officinalis, Hydrastis canadensis, Matricaria chamomilla, Nasturtium officinale, Scrophularia nodosa, Smilax medica, Tussilago farfara, Veronica officinalis.

Wirkungsbereich: Leber, Galle. Fördert Gallensekretion und Harnsäureausscheidung. Akute Ausschläge. Ekzeme.
Zu äußerlichen Anwendungen sehr geeignet (Salben, Umschläge, Bäder).
Korrespondiert mit Gewebemittel 5 (G 5).

Stoffwechselmittel 6 – Solidago cp St 6

Bestandteile: Cochlearia officinalis, Hydrastis canadensis, Matricaria chamomilla, Nasturtium officinale, Scrophularia nodosa, Smilax medica, Solidago virgaurea, Tussilago farfara, Veronica officinalis.

Wirkungsbereich: Nieren, Ausscheidungsmittel bei Nierengrieß, Nierensteinen; Arteriosklerose, Wassersucht. Korrespondiert mit Gewebemittel 6 (G 6).

Stoffwechselmittel 7 – Malva cp **St 7**

Bestandteile: Arnica montana, Avena sativa, Capsella bursa pastoris, Cochlearia officinalis, Hydrastis canadensis, Malva silvestris, Matricaria chamomilla, Nasturtium officinale, Sanguinaria canadensis, Scrophularia nodosa, Smilax medica, Strychnos nux vomica, Tussilago farfara, Veronica officinalis.

Wirkungsbereich: Akute entzündliche Erkrankungen des Magens, der Drüsen und Schleimhäute.

Stoffwechselmittel 8 – Veronica cp **St 8**

Bestandteile: Arnica montana, Artemisia, Avena sativa, Cochlearia officinalis, Hydrastis canadensis, Malva silvestris, Matricaria chamomilla, Nasturtium officinale, Pulsatilla, Sanguinaria Scrophularia nodosa, Smilax medica, Strychnos nux vomica, Tussilago farfara, Veronica officinalis.

Wirkungsbereich: Magenleiden mit Bleichsucht, Blutarmut, Unterernährung. In der Rekonvaleszenz.

Stoffwechselmittel 9 – Nasturtium cp **St 9**

Bestandteile: Aconitum napellus, Aesculus hippocastanum, Berberis vulgaris, Cetraria islandica, Cinchona succirubra, Cochlearia officinalis, Erythraea centaurium, Hydrastis canadensis, Matricaria chamomilla, Nasturtium officinale, Salix alba, Sambucus nigra, Scrophularia nodosa, Smilax medica, Tussilago farfara, Veronica officinalis.

Wirkungsbereich: Nervöse Störungen des Magen- und Darmkanals. Funktionsschwäche der Leber; mangelhafte Gallenabsonderung.

Stoffwechselmittel 10 – Centaurium cp **St 10**

Bestandteile: Aesculus hippocastanum, Berberis vulgaris, Cetraria islandica, Cinchona succirubra, Cochlearia officinalis, Erythraea centaurium, Hydrastis canadensis, Nasturtium officinale, Salix alba, Sambucus nigra, Scrophularia nodosa, Smilax medica, Tussilago farfara, Veronica officinalis.

Wirkungsbereich: Entspricht der Wirkung eines Stoffwechselmittels und eines Fieber- und Nervenmittels. Alle „nervösen" Organleiden, insbesondere, wenn sie mit Verkrampfungen einhergehen (Magen, Darm, Gallenblase, Herz, Migräne). Durchfälle. Akute fieberhafte Erkrankungen.

Stoffwechselmittel 11 – Lobelia cp **St 11**

Bestandteile: Cochlearia officinalis, Hydrastis canadensis, Lobelia inflata, Matricaria chamomilla, Melissa officinalis, Nasturtium officinale, Scrophularia nodosa, Smilax medica, Tussilago farfara, Veronica officinalis.

Wirkungsbereich: Schlund- und Magennerven, Übelkeit, Würgen, Erbrechen, Schwangerschaftserbrechen. Ähnliche Beschwerden bei Eisenbahn-, Luft- und Seefahrten. Erbrechen bei Migräne.

Stoffwechselmittel 12 – Euphrasia cp **St 12**

Bestandteile: Atropa belladonna, Cochlearia officinalis, Euphrasia officinalis, Hydrastis canadensis, Matricaria chamomilla, Nasturtium officinale, Scrophularia nodosa, Smilax medica.

Wirkungsbereich: Augenmittel, innerlich und äußerlich; Katarrhe und Entzündungen der Bindehaut.

Reihe der Darm- oder Wurmmittel

Verschiedene Krankheitszustände hängen häufig mit einer Veränderung der symbiontischen Darmflora zusammen, ebenso können sie von Eingeweidewürmern verschiedenster Art verursacht werden. Beide Zustände entwickeln sich im wesentlichen auf der Grundlage eines gestörten Stoffwechsels und einer Erkrankung der verschiedenen Gewebe. Die Darmmittel fördern die Ausscheidungsfunktionen des Darmes, regeln den Stuhlgang, namentlich bei chronischer Darmträgheit, durch vermehrte Sekretion der Darmdrüsen und verstärkte Peristaltik. Sie wirken gegen Spul- und Madenwürmer, indem sie diesen Schmarotzern die Lebensbedingungen, den krankhaft veränderten Darminhalt (Gärung, Fäulnis) entziehen. Außerdem wecken sie die Abwehrkräfte des Organismus, wirken so bakterienwidrig und eignen sich deshalb bei allen akuten und chronischen Krankheiten als Zwischenmittel, zumal sie verwandte Eigenschaften zu den Fiebermitteln haben und beruhigend und krampflösend wirken.

Darmmittel 1 – Allium cp **W 1**

Bestandteile: Allium sativum, Chenopodium ambrosioides, Dictamnus albus, Euphorbium officinale, Imperatoria ostruthium, Ruta graveolens, Thymus serpyllum.

Wirkungsbereich: Darm, Infektionskrankheiten, besonders im akuten Stadium. Darmparasiten.

Darmmittel 2 – Tanacetum cp **W 2**

Bestandteile: Allium sativum, Artemisia cina, Chenopodium ambrosioides, Dictamnus albus, Ruta graveolens, Spigelia anthelmia, Tanacetum vulgare.

Wirkungsbereich: Chronische Neigung zu Parasitenbefall. Es wird mehr äußerlich angewandt (Einläufe, Salben).

Die Fluide und Fluidsalben

Capsella cp Fluid — Fluid blau

Bestandteile: Capsella bursa pastoris, Cinchona calisaya, Ervum lens, Pinus maritima, Pinus nigra, Salvia officinalis, Salvia sclarea dil. spag. D 4 aa.

Wirkungsbereich: Beeinflußt den arteriellen Gefäßtonus und das Herz, wobei es unverdünnt anregend, verdünnt beruhigend wirkt.
Capsella cp Fluid ist ein Hämostyptikum ersten Ranges bei Blutungen jeder Art. Auf die unterschiedliche Dosierung bei den einzelnen Indikationen wird besonders hingewiesen.

Capsella cp Salbe — Salbe blau

Bestandteile: Capsella cp Fluid + Hydrastis cp Ad 3 in neutraler Salbengrundlage.

Wirkungsbereich: Prellungen, Quetschungen, Blutergüsse, Thrombophlebitis, Erysipel, Varizen, zur Herzmassage, bei Herzinsuffizienz, Angina pectoris.

Capsella cp Hämorrhoidalzäpfchen

Bestandteile: Capsella cp Fluid + Conium cp G 5 + Hamamelis cp Ad 2.

Wirkungsbereich: Bei blutenden und entzündeten Hämorrhoiden. Analfissuren.

Populus cp Fluid — Fluid grün

Bestandteile: Althaea officinalis, Conium maculatum, Ervum lens, Hamamelis virginica, Phytolacca decandra, Populus alba, Populus tremula, Sambucus nigra dil. spag D 4 aa.

Wirkungsbereich: Venöse Stauungen, Varizen, Hämorrhoiden, eitrige Entzündungen der Haut und der Schleimhäute, Abszesse, Fisteln, Geschwüre und Geschwülste, Ulcus cruris, reaktionsarme Leiden, Angina, Parodontose.

Populus cp Salbe — Salbe grün

Bestandteile: Populus cp Fluid + Conium cp G 5 in neutraler Salbengrundlage.

Wirkungsbereich: Eiterungen, Abszesse, Geschwüre, Ulcus cruris, chronische Gelenkleiden, Zellgewebsstörungen.

Populus cp Hämorrhoidalsalbe

Populus cp Hämorrhoidalzäpfchen

Bestandteile: Populus cp Fluid + Conium cp G 5 + Hamamelis cp Ad 2.

Wirkungsbereich: Nicht blutende Hämorrhoiden.

Rhododendron cp Fluid — Fluid rot

Bestandteile: Aconitum napellus, Rhododendron ferrugineum, Rosa canina, Rosmarinus officinalis, Vitis vinifera dil. spag D 4 aa.

Wirkungsbereich: Tonikum bei Schwächezuständen, in der Rekonvaleszenz, bei Depressionen, bei darniederliegender Widerstandskraft, während akuter und chronischer Krankheiten. Bei Atrophien und Lähmungen, chronischen reaktionsarmen Muskel- und Gelenkleiden.

Rhododendron cp Salbe — Salbe rot

Bestandteile: Rhododendron cp Fluid + Berberis cp St 5 in neutraler Salbengrundlage.

Wirkungsbereich: Atrophien, Lähmungen, Neuralgien, Beschäftigungskrämpfe, Sehnenscheidenentzündungen, primärchronische Gelenkleiden.

Sambucus cp Fluid — Fluid gelb

Bestandteile: Allium cepa, Chelidonium majus, Podophyllum peltatum, Ruta graveolens, Sambucus nigra dil. spag. D 4 aa.

Wirkungsbereich: Spasmen des Magens, Darms, der Harn- und Gallenblase und der Bronchien. Bei Oxyuriasis zur Unterstützungsbehandlung.

Sambucus cp Salbe — Salbe gelb

Bestandteile: Sambucus cp Fluid + Cinchona cp Fb 2 in neutraler Salbengrundlage.

Wirkungsbereich: Spasmen des Magens, Darms, der Harn- und Gallenblase, spastische Obstipationen, Flatulenz. Bei juckenden Ekzemen und Pruritus. Afterjuckreiz bei Oxyuriasis; Enuresis.

Viscum album cp Fluid — Fluid weiß

Bestandteile: Achillea millefolium, Agaricus muscarius, Anthemis nobilis, Arnica montana, Avena sativa, Cimicifuga racemosa, Genista scoparia, Guajacum officinale. Menyanthes trifoliata, Petroselinum sativum, Ruta graveolens, Sanguinaria canadensis, Sanguisorba officinalis, Taraxacum officinale, Taxus baccata, Viscum album dil. spag. D 4 aa.

Wirkungsbereich: Beeinflußt vor allem das Zentralnervensystem und die vorwiegend psychonervös oder funktionell bedingten Organstörungen, wobei es a) in kräftigen Dosen anregend, b) in schwachen Dosen beruhigend wirkt.

a) Erschöpfungszustände, Überarbeitung, Herzneurosen, neurasthenische Reizbarkeit (auch im Zusammenhang mit Menstruation und Klimakterium), bei sexueller Überbeanspruchung.
b) Gesteigerte Erregbarkeit, nervöse Schlafstörungen, Organneurosen, neurasthenische Erregungszustände.

Viscum album cp Salbe — Salbe weiß

Bestandteile: Viscum album cp Fluid + Hamamelis cp Ad 2 in neutraler Salbengrundlage.

Wirkungsbereich: Bei Narbenschmerzen und Verbrennungen, Schwäche, Erschöpfungs- und Reizzuständen, zur perkutanen Schmerzstillung bei Neuralgien.

Arnica cp (Hautwasser) — Hw

Bestandteile: Arnica montana, Evonymus europaeus, Pinus nigra, Scrophularia nodosa, Smilax medica, Taraxacum officinale, Vinca minor, Vitis vinifera.

Wirkungsbereich: Hautnerven, Hautdrüsen, Hautzellgewebe. Zur Pflege gesunder Haut, zur Behandlung von Hautunreinheiten, zur Stärkung der Augensehkraft.
Anwendung: unverdünnt zu Einreibungen, 40 Tropfen in 1 Liter Waschwasser; 10 Tropfen in 1 Eßlöffel Wasser zur Einreibung am oberen und unteren Augenhöhlenrand.

Die Pflanzennamenbezeichnung der Arzneimittel der Jso-Komplex-Heilweise in alphabetischer Reihenfolge

Abrotanum cp	= Lf 2
Aconitum cp	= Fb 1
Adiantum cp	= Br 1
Ailanthus cp	= G 13
Allium cp	= W 1
Arnica cp	= Hw
Avena cp	= Ad 1
Belladonna cp	= G 14
Berberis cp	= St 5
Cannabis cp	= K 2
Capsella cp Fluid	= Fluid blau
Caulophyllum cp	= G 1
Centaurium cp	= St 10
Chelidonium cp	= G 8
Cinchona cp	= Fb 2
Clematis cp	= K 4
Cochlearia cp	= St 1
Condurango cp	= G 15
Conium cp	= G 5
Drosera cp	= Br 3
Echinacea cp	= Lf 1
Equisetum cp	= G 2
Eucalyptus cp	= Br 6
Euphrasia cp	= St 12
Galeopsis cp	= Br 7
Glechoma cp	= Br 8
Hamamelis cp	= Ad 2
Hydrastis cp	= Ad 3
Ipecacuanha cp	= Br 4
Lobelia cp	= St 11
Lycopodium cp	= St 2
Malva cp	= St 7
Mezereum cp	= G 3
Millefolium cp	= G 7
Nasturtium cp	= St 9
Nux vomica cp	= G 16
Phellandrium cp	= Br 2
Phytolacca cp	= K 3
Podophyllum cp	= G 10
Polygala cp	= Br 9
Populus cp Fluid	= Fluid grün
Pulsatilla cp	= G 9
Rhododendron cp Fluid	= Fluid rot

Rhus aromatica cp	= G 17
Rhus toxicodendron cp	= G 11
Sambucus cp Fluid	= Fluid gelb
Sanguinaria cp	= G 12
Sarsaparilla cp	= St 4
Scrophularia cp	= St 3
Solidago cp	= St 6
Symphytum cp	= G 4
Tanacetum cp	= W 2
Teucrium cp	= Br 5
Thuja cp	= K 1
Veronica cp	= St 8
Vinca minor cp	= K 5
Vincetoxicum cp	= G 6
Viscum album cp Fluid	= Fluid weiß

Anwendungshinweise

Die zum Einnehmen bestimmten JKH-Mittel werden als Zuckerkügelchen oder als schwach alkoholische Lösungen (Fluide) hergestellt.

Grundsätzlich sollen alle JKH-Mittel nüchtern, etwa ¼ Stunde vor den Mahlzeiten bzw. Zwischenmahlzeiten eingenommen werden.
In den Rezeptbeispielen wird deshalb nur vermerkt, wenn in Einzelfällen von dieser Regelung abgewichen wird.

Nach der Einnahme läßt man die Kügelchen im Mund zergehen und behält auch flüssige Zubereitungen, wie die Fluide, möglichst lange im Mund.

Damit wird erreicht, daß eine Vielzahl der Wirkstoffe bereits durch die Mundschleimhaut aufgenommen und rasch den gerade in den Schleimhäuten sehr zahlreichen Blut- und Lymphgefäßen zugeführt wird.

Ebenso schnell erfolgt dann auch der sehr wichtige Kontakt mit der Unzahl von vegetativen und sensorischen Nervenendigungen in der Mundhöhle.

Einreibungen: Nach den neuerdings auch von der Schulmedizin anerkannten Ergebnissen, durchdringen bei der äußerlichen Anwendung, also der Einreibung von Fluiden, Salben oder flüssigen Rezepturen, viele Arzneistoffe die Haut und gelangen ebenso zu den darunter liegenden (subkutanen) Blut- und Lymphgefäßen, wie zu den dort befindlichen Nervenendigungen.

Injektionen: Sterile, isotonische Injektionen der Fluide werden subkutan oder intramuskulär appliziert. Ebenso ist die intrakutane Anwendung (Quaddeln) in die entsprechenden Hautgebiete (Head'sche Zonen) eine bewährte Anwendungsform. Selbstverständlich auch die Injektion in passende Akupunktur-Punkte. Auch damit wird eine sehr rasche Arzneimittelwirkung erzielt.

Inhalationen: Das gleiche gilt für die Inhalationen fein zerstäubter Fluide oder Lösungen, solange die Atmung in Gang und der Kreislauf in Ordnung ist. Man soll dazu Zerstäuber benutzen, bei denen die Arzneilösung möglichst nicht mit Metallteilen in Berührung kommt.

Zeitpunkt: Wie schon erwähnt, sollen, falls nicht anders angegeben, alle Arzneimittel der JKH nüchtern etwa ¼ Stunde vor dem Essen eingenommen werden, mehrere Präparate einer Verordnung entweder zusammen oder kurz hintereinander.

Bei ans Haus gefesselten Patienten oder bei akuten Erkrankungen hat es sich gut bewährt, die Tagesmenge aller notwendigen Arzneimittel in ⅛ – ¼ Liter destilliertem oder vorher abgekochtem Wasser aufzulösen und tagsüber schlückchenweise auszutrinken.

Zu beachten:
Diese Lösungen müssen täglich frisch in Glas- oder Porzellangefäßen zubereitet werden.

Aufbewahrung: Alle Arzneimittel der JKH müssen gut verschlossen und vor Licht geschützt, die flüssigen Arzneiformen, Salben und Injektionen kühl, die Kügelchen trocken aufbewahrt werden.

Erfahrungsgemäß treten dann selbst bei jahrelanger Lagerung keine Wirkungseinbußen auf.

Dosierung: Sie ist bei allen Rezepturen angegeben.

„Grundstärke" und Potenzen: Wenn nicht anders vermerkt, handelt es sich bei den Streukügelchen stets um die „Grundstärke", die man in etwa mit einer homöopathischen Urtinktur vergleichen kann.
Auf dem Etikett steht: „Komplex in Grundstärke".

Wenn bei Ad1, Fb1 und G17 in manchen Fällen die Potenz „D10" angegeben ist, handelt es sich um das nach der Dezimalskala bis zur 10. Stufe potenzierte Arzneimittel. Auf dem Etikett steht: „Komplex in D10".

Die Fluide werden nicht potenziert.

Achtung Diabetiker!

Der Zuckergehalt von 2000 JKH-Kügelchen entspricht 1 BE. Bei dem durchschnittlichen Bedarf von täglich 50 Kügelchen würde das eine Zuckerbelastung von $\frac{1}{40}$ BE bedeuten, die man mit gutem Gewissen unbeachtet lassen kann.

Zur Beachtung:

Die meisten Krankheiten sind im Register unter ihren lateinischen und deutschen Namen aufgeführt, bei den Rezeptbeispielen jedoch oft nur unter der gebräuchlicheren lateinischen Bezeichnung.

Es empfiehlt sich daher, immer zuerst im Register die jeweils bekannte lateinische oder deutsche Bezeichnung nachzuschlagen. Unter beiden Stichworten findet man die Seitenzahl für die gesuchten Rezeptbeispiele im Hauptteil.

Rezeptbeispiele

Abort, drohender

zur Blutstillung
Capsella cp Fluid (Fluid blau)

bei Sickerblutung
Ad 2 (Hamamelis cp)

bei akuter Entzündung
G 12 (Sanguinaria cp)

bei krampfartigen Beschwerden
St 10 (Centaurium cp)

Rezeptbeispiel

Rp. Capsella cp Fluid (Fluid blau)
Ad 2 (Hamamelis cp)
S. 2–3 Tropfen und 2–3 Kügelchen in 1/8 Liter Wasser lösen und davon alle 5–10 Minuten ein Schlückchen trinken
G 12 (Sanguinaria cp)
S. stündlich 2 Kügelchen
St 10 (Centaurium cp)
S. 1/4 stündlich 10 Kügelchen

Rp. Capsella cp Fluid-Ampullen
S. 1/8 Ampulle als Quaddel am Unterbauch

Abszeß

bei Entzündungen
G 7 (Millefolium cp)

zur Regulierung der Tätigkeit der Hautnerven und -drüsen
Fb 2 (Cinchona cp)

zur raschen Reifung und Ausheilung von Abszessen
Populus cp Fluid (Fluid grün) und
Populus cp Salbe (Salbe grün)

Rezeptbeispiel

Rp. G 7 (Millefolium cp)
Fb 2 (Cinchona cp)
Populus cp Fluid (Fluid grün)
S. je 5 Kügelchen und 5 Tropfen 3 mal täglich

äußerlich:
Populus cp Fluid (Fluid grün)
S. zu Umschlägen 1 Eßlöffel in ¼ Liter Wasser
Populus cp Salbe (Salbe grün)
S. zu Salbenverbänden

Acne vulgaris (Eiterbläschenausschlag)

bei Zusammenhang mit Pubertät und Periode
G 1 (Caulophyllum cp)

zur Einwirkung auf die peripheren Nerven
Fb 2 (Cinchona cp)

gegen die Veränderung des Haut- und Unterhautzellgewebes, bei Geschwüren
K 5 (Vinca minor cp)

bei Haut-, Talg- und Schweißdrüsenentzündung
Lf 1 (Echinacea cp)
St 5 (Berberis cp)
G 11 (Rhus toxicodendron cp)

im Anfangsstadium der Entzündung
Capsella cp Fluid (Fluid blau)

bei älteren eiternden Herden
Populus cp Fluid (Fluid grün)

bei Hautunreinheiten
Arnica cp Hautwasser

Rezeptbeispiel

Rp. Lf 1 (Echinacea cp)
Fb 2 (Cinchona cp)
K 5 (Vinca minor cp)
S. je 5 Kügelchen zusammen vor den Mahlzeiten

äußerlich:
Populus cp Fluid (Fluid grün)
S. befallene Stellen betupfen

zur Hautpflege:
Rp. Arnica cp Hautwasser
S. unverdünnt betupfen oder zu Waschungen 40 Tropfen in 1 Liter Wasser

Adipositas

Förderung der Verdauungsfunktionen
G 8 (Chelidonium cp)
W 1 (Allium cp)

Anregung der Wasserausscheidung
G 2 (Equisetum cp)
St 6 (Solidago cp)

Entstauung im Lymphbereich
Lf 1 (Echinacea cp)

Konstitutionelle Umstimmung
K 1 (Thuja cp)

auf das vegetative Nervensystem einwirkend
Sambucus cp Fluid (Fluid gelb)

Rezeptbeispiel

Rp. G 8 (Chelidonium cp)
St 6 (Solidago cp)
W 1 (Allium cp)
S. je 5 Kügelchen 3 mal täglich
K 1 (Thuja cp)
S. abends 7 Kügelchen

äußerlich:
Sambucus cp Salbe (Salbe gelb)
S. 2 mal täglich einreiben an Stellen besonderer Fettablagerung

Adnexitis (Eierstockentzündung)

bei akuten, entzündlichen fieberhaften und infektiösen Prozessen

Ad 1 D 10 (Avena cp D 10)
Fb 1 D 10 (Aconitum cp D 10)
Fb 2 (Cinchona cp) zu Umschlägen
K 4 (Clematis cp) besonders äußerliche Anwendung
Capsella cp Fluid (Fluid blau)
G 12 (Sanguinaria cp)

speziell auf Frauenorgane wirkend

G 1 (Caulophyllum cp)

zur Behandlung lästigen Ausflusses

G 4 (Symphytum cp)

bei chronischer Entzündung

G 7 (Millefolium cp)
K 1 (Thuja cp)
K 5 (Vinca minor cp)

bei Entzündung der Schleimhäute, Schwäche des Lymphapparates

Lf 1 (Echinacea cp)

bei krampfartigen Schmerzen

Sambucus cp Fluid (Fluid gelb)

bei chronischer Eiterung

Populus cp Fluid (Fluid grün)

zur Schmerzstillung

Viscum album cp Fluid (Fluid weiß)

Rezeptbeispiel

Rp. Fb 1 D 10 (Aconitum cp D 10)
G 12 (Sanguinaria cp)
K 1 (Thuja cp)
Lf 1 (Echinacea cp)
Populus cp Fluid (Fluid grün)
S. je 3 Kügelchen und 5 Tropfen 3–4 mal täglich

äußerlich:
G 7 (Millefolium cp)
Viscum album cp Fluid (Fluid weiß)
S. 20 Kügelchen und Tropfen in einem Liter Wasser zu heißen Sitzbädern und Umschlägen

Afterjucken (zur symptomatischen Behandlung)

zur Juckreizstillung
Sambucus cp Fluid (Fluid gelb)
Sambucus cp Salbe (Salbe gelb)

bei Verdacht auf Darmparasiten
W 1 (Allium cp)

Rezeptbeispiel

Rp. W 1 (Allium cp)
Sambucus cp Fluid (Fluid gelb)
S. 3 mal täglich 5 Kügelchen und 5 Tropfen

Sambucus cp Salbe (Salbe gelb)
S. mehrmals täglich einreiben

Agrypnie (Schlafstörungen, Schlaflosigkeit)

bei nervöser Überreiztheit, Unruhe
Fb 1 D 10 (Aconitum cp D 10)

bei Erschöpfung
Viscum album cp Fluid (Fluid weiß)

bei Unruhe, Neigung zu Verkrampfungen
St 10 (Centaurium cp)
Sambucus cp Fluid (Fluid gelb)

Rezeptbeispiel

Rp. Fb 1 D 10 (Aconitum cp D 10)
Viscum album cp Fluid (Fluid weiß)
S. 5 Kügelchen und 8 Tropfen in 1/8 Liter Wasser in kleinen Schlückchen trinken

Viscum album cp Fluid (Fluid weiß)
oder Sambucus cp Fluid (Fluid gelb)
einreiben an Stirne, Schläfen, hinter den Ohren, evtl. auch Herzgegend, Fußsohlen

Allgemeine Schwäche
(zur symptomatischen Behandlung)

zur Anregung der Blutbildung
Ad 3 (Hydrastis cp)

zur Stärkung des sensiblen Nervensystems
St 3 (Scrophularia cp)

zur Anregung von Stoffwechsel und Appetit
St 1 (Cochlearia cp)

Zur Stärkung aller Drüsenfunktionen
G 1 (Caulophyllum cp)

bei psychonervösen und neurasthenischen Funktionsstörungen
Viscum album cp Fluid (Fluid weiß)

Rezeptbeispiel

Rp. Ad 3 (Hydrastis cp)
St 1 (Cochlearia cp)
G 1 (Caulophyllum cp)
Viscum album cp Fluid (Fluid weiß)
S. 3 mal täglich je 5 Kügelchen und 5 Tropfen

äußerlich:
Einreibungen an Stirne, Schläfen und Nacken mit Viscum album cp Fluid (Fluid weiß)

Alopezie (Haarausfall)

auf das Haut- und Unterhautzellgewebe einwirkend
St 5 (Berberis cp)

zur allgemeinen Kräftigung
Ad 3 (Hydrastis cp)

zur Förderung des Haarwuchses
G 4 (Symphytum cp)

zur Anregung der Kopfhautnerven
Rhododendron cp Fluid (Fluid rot)

bei Juckreiz
Sambucus cp Fluid (Fluid gelb)

Rezeptbeispiel

Rp. 30 Kügelchen Ad 3 (Hydrastis cp)
50 Kügelchen G 4 (Symphytum cp)
50 Kügelchen St 5 (Berberis cp)
50 Tropfen Rhododendron cp Fluid (Fluid rot)
S. in 100 ccm Alkohol (30 %) Kopfhaut anfeuchten und leicht massieren

Amenorrhöe (Ausbleiben der Monatsblutung)

zur Regulierung der ausgebliebenen oder zu schwachen Regel
Ad 1 (Avena cp)

bei Blutarmut
Ad 3 (Hydrastis cp)

zur Stärkung der Organe der Frau
G 1 (Caulophyllum cp)

zur Konstitutionsumstellung, auf das Nervensystem der Geschlechtsorgane einwirkend
K 1 (Thuja cp)

bei nervös-bedingten Störungen
St 9 (Nasturtium cp)
Populus cp Fluid (Fluid grün)

zur Anregung der arteriellen Durchblutung
Capsella cp Fluid (Fluid blau)

zur Anregung der Nervenfunktion
Rhododendron cp Fluid (Fluid rot)

Rezeptbeispiel

Rp. Capsella cp Fluid (Fluid blau)
G 1 (Caulophyllum cp)
Ad 1 (Avena cp)
S. 3 mal täglich 20 Tropfen und je 10 Kügelchen

Anacidität (Magensäuremangel)

zur Regulierung der Magensaftsekretion, Beeinflussung durch das vegetative Nervensystem
Fb 1 (Aconitum cp)
St 10 (Centaurium cp)

zur Einwirkung auf die Magenschleimhautdrüsen
G 8 (Chelidonium cp)

zur Regulierung der Zusammensetzung des Magensaftes
St 1 (Cochlearia cp)
Lf 2 (Abrotanum cp)

bei schwerem Magenleiden mit Anacidität
G 15 (Condurango cp)

bei schweren Magenleiden mit Blutarmut
G 16 (Nux vomica cp)

bei nervösen Magenstörungen
St 9 (Nasturtium cp)

zur Anregung des vegetativen Nervensystems
Rhododendron cp Fluid (Fluid rot)

Rezeptbeispiel

Rp. St 9 (Nasturtium cp)
Lf 2 (Abrotanum cp)
S. 2 stündlich je 4 Kügelchen im Wechsel
Rhododendron cp Salbe (Salbe rot)
S. Früh und mittags die Magengrube einreiben

Anämie (Blutarmut)

bei Bleichsucht, allgemeiner Schwäche, zur Blutbildung
Ad 3 (Hydrastis cp)
Lf 2 (Abrotanum cp)

auf die vegetativen Nerven einwirkend (Leber, Milz)
Fb 1 (Aconitum cp)

zur Wiederherstellung der richtigen Zusammensetzung des Blutes
G 1 (Caulophyllum cp)

bei Gewichtsabnahme infolge Blutarmut
G 9 (Pulsatilla cp)

bei Anämie infolge schweren Magenleidens
G 16 (Nux vomica cp)

bei tiefgreifender Störung des Blut- und Lymphsystems
K 5 (Vinca minor cp)

bei Appetitlosigkeit, verbunden mit Blutarmut
St 8 (Veronica cp)

Rezeptbeispiel

Rp. Capsella cp Fluid (Fluid blau)
Lf 2 (Abrotanum cp)
G 1 (Caulophyllum cp)
S. 5 Tropfen und je 5 Kügelchen 3 mal täglich vor den Mahlzeiten

Analfissuren

zur äußerlichen Behandlung

bei Blutungsneigung
Capsella cp Hämorrhoidalsalbe (Hämorrhoidalsalbe blau)

bei chronischer Entzündung
Populus cp Hämorrhoidalsalbe (Hämorrhoidalsalbe grün)

Angina pectoris

zur Beruhigung der Herztätigkeit
Capsella cp Fluid (Fluid blau)
Viscum album cp Fluid (Fluid weiß)

zur Schmerzlinderung
Viscum album cp Fluid (Fluid weiß)

zur Krampflösung
St 10 (Centaurium cp)

zur Senkung des Blutdruckes
Ad 1 D 10 (Avena cp D 10)

bei Arterienverkalkung
G 6 (Vincetoxicum cp)

bei Zirkulationsstörung auf arteriosklerotischer Grundlage
St 6 (Solidago cp)

Rezeptbeispiele

Rp. a) *bei akutem Anfall*
St 10 (Centaurium cp)
Viscum album cp Fluid (Fluid weiß)
S. mehrmals im Abstand von wenigen Minuten 10 Kügelchen und 3 Tropfen auf der Zunge zergehen lassen, bei Kreislaufkollaps zusätzlich einmal 10 Tropfen Capsella cp Fluid (Fluid blau), Herzgegend mit Viscum album cp Fluid (Fluid weiß) einreiben evtl. im Wechsel mit Capsella cp Fluid (Fluid blau)

Fortsetzung Seite 56

Rp. b) *zur Vorbeugung*
St 6 (Solidago cp)
G 6 (Vincetoxicum cp)
S. 3 mal täglich je 5 Kügelchen
Herzgegend 2 mal täglich mit Viscum album cp Salbe (Salbe weiß) oder Sambucus cp Salbe (Salbe gelb) einreiben

Rp. c) *bei erhöhtem Blutdruck*
Ad 1 D 10 (Avena cp D 10)
Capsella cp Fluid (Fluid blau)
S. 3 Kügelchen und 3 Tropfen in 1/8 Liter Wasser tagsüber schluckweise trinken

Angina tonsillaris (Halsentzündung)

bei akut entzündlichen, fieberhaften, infektiösen Erkrankungen

Ad 1 D 10 (Avena cp D 10)
Fb 1 D 10 (Aconitum cp D 10)
Capsella cp Fluid (Fluid blau) zum Gurgeln

zur Bekämpfung der Infektionserreger

W 1 (Allium cp)

bei Mandeleiterung, Entzündung der Rachenschleimhäute

G 13 (Ailanthus cp)
Populus cp Fluid (Fluid grün) zum Gurgeln

bei Schwellung der Lymphdrüsen

Lf 1 (Echinacea cp)

bei schwerer Form von Angina

G 14 (Belladonna cp)

bei Schluckbeschwerden, Schmerzen

Viscum album cp Fluid (Fluid weiß) zum Gurgeln

Rezeptbeispiel

Rp. Capsella cp Fluid (Fluid blau)
G 14 (Belladonna cp)
Lf 1 (Echinacea cp)
S. 15 Tropfen bzw. Kügelchen in ¼ Liter Wasser, tagsüber kleinschluckweise trinken.
(Bei eitriger Angina statt Capsella cp Fluid (Fluid blau) Populus cp Fluid (Fluid grün).)

Anorexie (Magersucht)

zur Einwirkung auf den Kreislauf
Ad 1 (Avena cp)

zur Anregung des vegetativen Nervensystems
Fb 1 (Aconitum cp)

zur Beeinflussung der hormonellen Steuerung
G 1 (Caulophyllum cp)

bei Störungen des Stoffwechsels und der Blutbildung
G 9 (Pulsatilla cp)
Lf 2 (Abrotanum cp)

zur konstitutionellen Umstimmung
K 5 (Thuja cp)

zur Anregung der Magennerven und des Appetits
St 1 (Cochlearia cp)

zur Anregung und Kräftigung
Rhododendron cp Fluid (Fluid rot)
Viscum album cp Fluid (Fluid weiß)

zur Entspannung, Beruhigung
Sambucus cp Fluid (Fluid gelb)

zur Beeinflussung der Schleimhäute im Magen-Darmbereich
Populus cp Fluid (Fluid grün)

Rezeptbeispiel

Rp. G 1 (Caulophyllum cp)
Lf 2 (Abrotanum cp)
St 1 (Cochlearia cp)
Viscum album cp Fluid (Fluid weiß)
S. 3 mal täglich je 5 Kügelchen und 10 Tropfen

Rezeptbeispiel, Fortsetzung

Rhododendron cp Fluid (Fluid rot)
S. morgens und mittags 10 Tropfen

Sambucus cp Fluid (Fluid gelb)
Populus cp Fluid (Fluid grün)
S. abends je 10 Tropfen

äußerlich:
Rp. Rhododendron cp Fluid (Fluid rot) morgens an Stirne, Schläfen, hinter den Ohren und im Nacken einreiben

Viscum album cp Fluid (Fluid weiß) abends an den gleichen Stellen einreiben

Apoplexie (Schlaganfall)

bei akuter Blutung, erhöhtem Blutdruck
Capsella cp Fluid (Fluid blau)

zur Blutdrucksenkung
Ad 1 D 10 (Avena cp D 10)

bei akuter Gehirnreizung
G 12 (Sanguinaria cp)

bei Arterienverkalkung
siehe Arteriosklerose

bei Lähmungen
siehe Paresen

bei Blasenlähmung
G 17 D 10 (Rhus aromatica cp D 10)

Rezeptbeispiel

Rp. Capsella cp Fluid (Fluid blau)
S. 1 Tropfen in 1 Eßlöffel Wasser, mehrmals täglich
G 12 (Sanguinaria cp)
Fb 1 D 10 (Aconitum cp D 10)
S. je 2 Kügelchen 3–4 mal täglich
St 1 (Cochlearia cp)
S. zu den Mahlzeiten 5 Kügelchen
Stirne, Schläfen und Nacken öfters mit Viscum album cp Fluid (Fluid weiß) einreiben.

Appendicitis (Wurmfortsatzentzündung: Blinddarmentzündung)

bei akuten, entzündlichen, fieberhaften, infektiösen Prozessen

Ad 1 D 10 (Avena cp D 10)
G 12 (Sanguinaria cp)
Fb 1 D 10 (Aconitum cp D 10)
Fb 2 (Cinchona cp)
St 10 (Centaurium cp)
Capsella cp Fluid (Fluid blau)

bei Neigung zu Eiterung

G 5 (Conium cp)
G 1 (Caulophyllum cp)

bei Beteiligung der Lymphdrüsen

Lf 1 (Echinacea cp)

Rezeptbeispiel

Rp. G 12 (Sanguinaria cp)
Fb 1 D 10 (Aconitum cp D 10)
S. je 2 Kügelchen in 1/8 Liter Wasser gelöst
alle 2 Stunden 1 Teelöffel
Fb 2 (Cinchona cp)
Capsella cp Fluid (Fluid blau)
S. 20 Kügelchen und Tropfen auf 1 Liter Wasser
(bei hohem Fieber – kühle Umschläge)
(bei wenig Fieber – warme Umschläge)

Arteriosklerose (Aderverkalkung)

bei Verkalkung der Arterien, Blutandrang zum Kopf, zur Senkung des Blutdrucks

Ad 1 D 10 (Avena cp D 10)
G 12 (Sanguinaria cp)
G 6 (Vincetoxicum cp)
Viscum album cp Fluid (Fluid weiß)
Capsella cp Fluid (Fluid blau)

die Füllung der Blutgefäße und die Verteilung des Blutes regulierend

Fb 1 D 10 (Aconitum cp D 10)

bei Zirkulationsstörung auf arteriosklerotischer Grundlage

St 6 (Solidago cp)

Rezeptbeispiel

Rp. Capsella cp Fluid (Fluid blau)
S. morgens und nachmittags 2 Tropfen in 1 Eßlöffel Wasser
St 6 (Solidago cp)
G 6 (Vincetoxicum cp)
S. 3 mal täglich je 5 Kügelchen
Fb 1 D 10 (Aconitum cp D 10)
S. abends 3 Kügelchen

Arthritis (Gelenkentzündung)

bei akut entzündlicher, fieberhafter Erkrankung
Ad 1 D 10 (Avena cp D 10)
Ad 2 (Hamamelis cp)
Fb 1 D 10 (Aconitum cp D 10)
Fb 2 (Cinchona cp) zur äußerlichen Anwendung

bei Ablagerung in Gelenken und Geweben
G 2 (Equisetum cp)

bei Gefahr der Knochendestruktion
G 4 (Symphytum cp)

bei harnsaurer Diathese und Rheuma
G 11 (Rhus toxicodendron cp)

zur Einwirkung auf den Stoffwechsel, Blut und Lymphe
Lf 2 (Abrotanum cp)

zur Schmerzlinderung
Viscum album cp Fluid (Fluid weiß)

Rezeptbeispiel

Rp. Ad 1 D 10 (Avena cp D 10)
G 2 (Equisetum cp)
Fb 1 D 10 (Aconitum cp D 10)
S. je 2 Kügelchen in 1/8 Liter Wasser im Laufe des Tages schluckweise nehmen

Ad 2 (Hamamelis cp)
G 4 (Symphytum cp)
Fb 2 (Cinchona cp)
Viscum album cp Fluid (Fluid weiß)
S. 20 Kügelchen bzw. Tropfen in 1 Liter Wasser (lauwarme Umschläge)

Arthrosis deformans
(Chronische Gelenkentzündung)

bei chronisch entzündlichen Erkrankungen
Fb 1 (Aconitum cp)
Lf 1 (Echinacea cp)
Populus cp Fluid (Fluid grün)

bei destruktiven Prozessen an den Gelenken
G 4 (Symphytum cp)

zur Ausscheidung von Ablagerungen in den Geweben
St 5 (Berberis cp)

bei chronischen, reaktionsarmen Gelenkleiden
Rhododendron cp Salbe

Rezeptbeispiel

Rp. Fb 1 (Aconitum cp)
Lf 1 (Echinacea cp)
G 4 (Symphytum cp)
St 5 (Berberis cp)
S. 3 mal täglich je 5 Kügelchen

Rhododendron cp Salbe (Salbe rot)
S. morgens einreiben

Ascites (Bauchwassersucht)

neben der Behandlung des ursächlichen Leidens zur Anregung der Wasserausscheidung

Rezeptbeispiel

Rp. St 2 (Lycopodium cp)
G 6 (Vincetoxicum cp)
Viscum album cp Fluid (Fluid weiß)
S. 3 mal täglich je 5 Kügelchen und Tropfen im Wechsel mit

Rp. St 6 (Solidago cp)
G 2 (Equisetum cp)
Viscum album cp Fluid (Fluid weiß)
S. 3 mal täglich je 5 Kügelchen und Tropfen

Asthenopie (Sehschwäche)

zur Unterstützungsbehandlung

Rezeptbeispiel

Rp. Viscum album cp Fluid (Fluid weiß)
S. 3–5 mal täglich 10–20 Tropfen

zur äußerlichen Behandlung:
Rp. Viscum album cp Fluid (Fluid weiß) oder
Viscum album cp Salbe (Salbe weiß)
S. rund um die Augen, an Stirne und Schläfen einreiben oder mit Arnica cp Hautwasser an den gleichen Stellen einreiben

Asthma bronchiale (Bronchialasthma)

bei Verschleimung
Br 1 (Adiantum cp)

bei bronchialem Asthma im kindlichen Alter
Br 3 (Drosera cp)

bei Krampf- und Kitzelhusten, Asthma des höheren Alters, Emphysem
Br 4 (Ipecacuanha cp)

bei chronischer Erkrankung, die in die Lunge reicht
Populus cp Fluid (Fluid grün)
Br 5 (Teucrium cp)

bei akuter, fieberhafter Erkrankung mit krampfartigem Husten
Br 9 (Polygala cp)
Ad 1 D 10 (Avena cp D 10)

zur Beruhigung und Entkrampfung
St 10 (Centaurium cp)
Viscum album cp Fluid (Fluid weiß)
Sambucus cp Fluid (Fluid gelb)

Rezeptbeispiele

Rp. Br 9 (Polygala cp)
Ad 1 D 10 (Avena cp D 10)
Viscum album cp Fluid (Fluid weiß)
Sambucus cp Fluid (Fluid gelb)
S. je 5 Kügelchen und je 5 Tropfen in 1 Eßlöffel warmen Getränkes, 4 mal täglich

Fortsetzung Seite 68

bei akuter Atemnot
Rp. St 10 (Centaurium cp)
Br 4 (Ipecacuanha cp)
Viscum album cp Fluid (Fluid weiß)
Sambucus cp Fluid (Fluid gelb)
S. mehrmals je 10 Kügelchen und 10 Tropfen in 1 Eßlöffel heißem Tee

Asthma cardiale (Herzasthma)

neben der Behandlung des Grundleidens (s. Herzinsuffizienz) zur Besserung der Atemnot
Rezeptbeispiel Nr. 2 von Asthma bronchiale

Atonie des Magens
(Magenerschlaffung, Gastroptose)

bei Magensenkung, Magenerweiterung, zur Gewebskräftigung
G 15 (Condurango cp)

bei Magensenkung mit Verdauungsschwäche
G 16 (Nux vomica cp)

auf Nerven und Muskulatur des Magens und des Darms einwirkend
St 1 (Cochlearia cp)
St 10 (Centaurium cp)
Fb 1 (Aconitum cp)
Viscum album cp Fluid (Fluid weiß)

bei mangelhafter Peristaltik, mangelnder Sekretion
G 8 (Chelidonium cp)

zur Unterstützung der Blutversorgung und Blutbildung bei chronischer Erkrankung
Ad 3 (Hydrastis cp)

bei Erschlaffung des Gewebes, mangelnder Nerventätigkeit
Rhododendron cp Fluid (Fluid rot)

bei Verkrampfungen
Sambucus cp Fluid (Fluid gelb)

Rezeptbeispiel

Rp. G 16 (Nux vomica cp)
St 10 (Centaurium cp)
Viscum album cp Fluid (Fluid weiß)
S. je 5 Kügelchen und Tropfen zusammen vor jeder Mahlzeit

Augenkrankheiten

siehe unter

Asthenopie (Sehschwäche)
Conjunctivitis (Bindehautentzündung)
Glaskörpertrübung
Glaukom (grüner Star)
Hornhauterkrankungen
Iritis (Regenbogenhautentzündung)
Katarakt (grauer Star)
Liderkrankungen
Retinopathie (Erkrankung des Sehnervs und der Regenbogenhaut)
Strabismus (Schielen)

Basedow'sche Krankheit

bei Schilddrüsenvergrößerung
G 3 (Mezereum cp)

bei Drüsenverdickung und -verhärtung
G 11 (Rhus toxicodendron cp)

bei schweren Ernährungs- und Stoffwechselstörungen
G 9 (Pulsatilla cp)

bei nervöser Erregung
Fb 1 D 10 (Aconitum cp D 10)

bei Schwäche und Nervosität
Ad 3 (Hydrastis cp)

bei Tachycardie
Capsella cp Fluid (Fluid blau)

auf die sensitiven und motorischen Nerven einwirkend
Sambucus cp Fluid (Fluid gelb)
Viscum album cp Fluid (Fluid weiß)

Rezeptbeispiele

Rp. G 3 (Mezereum cp)
Ad 3 (Hydrastis cp)
Fb 1 D 10 (Aconitum cp D 10)
Viscum album cp Fluid (Fluid weiß)
S. 3 mal täglich je 5 Kügelchen und Tropfen

Rp. *bei starkem Herzklopfen zusätzlich*
Ad 1 D 10 (Avena cp D 10)
Capsella cp Fluid (Fluid blau)
S. 2 Kügelchen und Tropfen in 1/8 Liter Wasser tagsüber in kleinen Schlucken

Fortsetzung Seite 72

Rp. Viscum album cp Salbe (Salbe weiß)
Hals und Herzgegend mehrmals täglich leicht einreiben

Beschäftigungskrämpfe

zur Herabsetzung der Krampfbereitschaft
Fb 1 D 10 (Aconitum cp D 10)
St 10 (Centaurium cp)
Sambucus cp Fluid (Fluid gelb)

Rezeptbeispiel

Rp. Fb 1 D 10 (Aconitum cp D 10)
Sambucus cp Fluid (Fluid gelb)
S. 10 Kügelchen und 5 Tropfen in 1/8 Liter Wasser tagsüber schluckweise trinken

äußerlich:
Rhododendron cp Salbe (Salbe rot) vor Beginn der Arbeit einreiben

(Muskelkrämpfe s. Crampi)

Blasensteine

zur Grieß- und Steinausscheidung
St 6 (Solidago cp)
Rhododendron cp Fluid (Fluid rot)

bei Blasengrieß, Steinen, Ablagerungen –
in starken Dosen wassertreibend
G 6 (Vincetoxicum cp)

bei Blasenentzündung
St 2 (Lycopodium cp)
Ad 1 D 10 (Avena cp D 10)
Populus cp Fluid (Fluid grün)

bei Spasmen
Fb 1 D 10 (Aconitum cp D 10)
Sambucus cp Fluid (Fluid gelb)

bei Harnverhaltung
G 17 (Rhus aromatica cp)

bei Blasenblutung
Capsella cp Fluid (Fluid blau)

Rezeptbeispiel

Rp. G 6 (Vincetoxicum cp)
St 6 (Solidago cp)
Ad 2 (Hamamelis cp)
Sambucus cp Fluid (Fluid gelb) (bei Krämpfen)
oder Populus cp Fluid (Fluid grün) (bei Entzündungen)
oder Rhododendron cp Fluid (Fluid rot) (zur Steinabtreibung)
S. 3 mal täglich je 5 Kügelchen und Tropfen
½ Stunde vor den Mahlzeiten

Blutungen

aus inneren Organen

Rezeptbeispiele

Rp. a) *akut*
Capsella cp Fluid (Fluid blau)
Ad 1 D 10 (Avena cp D 10)
S. 3 Tropfen und 3 Kügelchen in 1/8 Liter Wasser lösen, alle 1/4 Stunde einen Schluck trinken

Rp. b) *Sickerblutung*
Capsella cp Fluid (Fluid blau)
Ad 2 (Hamamelis cp)
S. 3 Tropfen und 5 Kügelchen in 1/8 Liter Wasser lösen und tagsüber schluckweise trinken

Rp. c) *äußere Blutungen*
Capsella cp Fluid (Fluid blau)
S. unverdünnt zu Kompressen, Tamponaden etc.

Bronchiektasie (Bronchialerweiterung)

bei Verschleimung
Br 1 (Adiantum cp)

zur Erleichterung des Auswurfs bei Atemnot und Krampfhusten
Br 4 (Ipecacuanha cp)

bei chronischem Bronchialkatarrh
Br 6 (Eucalyptus cp)

bei chronischem Bronchialkatarrh mit zähem Schleim
Br 8 (Glechoma cp)

bei fieberhafter Erkrankung mit krampfartigem Husten
Br 9 (Polygala cp)

zur Beruhigung und Entkrampfung
St 10 (Centaurium cp)
Viscum album cp Fluid (Fluid weiß)
Sambucus cp Fluid (Fluid gelb)

bei eitrigem Auswurf
Populus cp Fluid (Fluid grün)

Rezeptbeispiel

Rp. Br 8 (Glechoma cp)
Populus cp Fluid (Fluid grün)
Viscum album cp Fluid (Fluid weiß)
S. 3 mal täglich 5 Kügelchen und je 5 Tropfen

Bronchitis (Bronchialkatarrh)

bei Husten, Katarrhen der Luftröhre und Bronchien
Br 1 (Adiantum cp)

bei chronischem Bronchialkatarrh mit zähem Auswurf
Br 2 (Phellandrium cp)

bei Luftröhren- und Bronchialkatarrh, Keuchhusten, Atemnot, Kindermittel
Br 3 (Drosera cp)

bei Krampfhusten, Atemnot, Emphysem
Br 4 (Ipecacuanha cp)

bei chronischem gutartigem Bronchialkatarrh
Br 6 (Eucalyptus cp)

bei akuten, heftigen, fieberhaften Entzündungen der Bronchien
Br 9 (Polygala cp)

zur Verflüssigung zähen Schleimes
G 2 (Equisetum cp)

bei chronisch-eitrigem Bronchialkatarrh
Br 7 (Galeopsis cp)

bei akuten, entzündlichen Erkrankungsformen der Schleimhäute
G 12 (Sanguinaria cp)

zur Stärkung des lymphatischen Abwehrsystems
Lf 1 (Echinacea cp)

bei Spasmen
St 10 (Centaurium cp)
Sambucus cp Fluid (Fluid gelb)

zur Beruhigung
Viscum album cp Fluid (Fluid weiß)

bei eitrigem Auswurf
Populus cp Fluid (Fluid grün)

Rezeptbeispiel

Rp. Br 1 (Adiantum cp)
Lf 1 (Echinacea cp)
G 12 (Sanguinaria cp)
Populus cp Fluid (Fluid grün)
S. 3 mal täglich je 5 Kügelchen und Tropfen vor den Mahlzeiten

Carcinom (Krebserkrankungen)

Behandlungshinweise auf Anfrage.

Cephalgie (Kopfschmerz)

zur Beruhigung von Reizzuständen
G 12 (Sanguinaria cp)

zur Entkrampfung der Gefäße
St 10 (Centaurium cp)

zur Schmerzlinderung
Viscum album cp Fluid (Fluid weiß)

Rezeptbeispiel

Rp. G 12 (Sanguinaria cp) (3 Kügelchen)
St 10 (Centaurium cp) (20 Kügelchen)
Viscum album cp Fluid (Fluid weiß) (10 Tropfen)
S. zusammen in 1/8 Liter Wasser, 1/4stündlich einen Schluck

äußerlich:
Viscum album cp Fluid (Fluid weiß)
S. an Stirne, Schläfen, hinter den Ohren und im Nacken einreiben

Cholecystitis (Gallenblasenentzündung)

bei akuten, entzündlichen fieberhaften und infektiösen Prozessen
Ad 1 D 10 (Avena cp D 10)

bei Fieber
Fb 1 D 10 (Aconitum cp D 10)

zur Förderung der Gallenabsonderung
G 2 (Equisetum cp)

bei mangelhafter Gallenblasenfunktion
G 8 (Chelidonium cp)

bei akut entzündlicher Schleimhauterkrankung
Capsella cp Fluid (Fluid blau)

bei Erkrankung des Gallengangsystems
St 2 (Lycopodium cp)
G 10 (Podophyllum cp)

zur Förderung der Gallenausscheidung
St 5 (Berberis cp)
St 9 (Nasturtium cp)

zur Regulierung des gesamten Stoffwechsels, der Lymphe und des Blutes
Lf 2 (Abrotanum cp)

bei Gallenkoliken
Sambucus cp Fluid (Fluid gelb)
St 10 (Centaurium cp)

Rezeptbeispiel Seite 80

Rezeptbeispiel

Rp. G 8 (Chelidonium cp)
Lf 2 (Abrotanum cp)
S. 2 stündlich je 4 Kügelchen im Wechsel
St 5 (Berberis cp)
S. 3 mal täglich 5 Kügelchen vor den Mahlzeiten

äußerlich:
Sambucus cp Fluid (Fluid gelb)
S. 1 Eßlöffel auf 1 Liter heißem Wasser zu Kompressen auf die Lebergegend

Sambucus cp Fluid Ampullen
S. mehrmals wöchentlich Quaddeln in den Head'schen Zonen oder Akupunkturpunkten

Cholelithiasis (Gallensteinerkrankung)

zur Einwirkung auf das vegetative Nervensystem
Fb 1 (Aconitum cp)
Fb 2 (Cinchona cp) zur äußeren Anwendung

bei Entzündung der Gallenblase infolge Steinleidens
G 8 (Chelidonium cp)
St 2 (Lycopodium cp)

bei Erkrankung des Gallengangsystems
G 10 (Podophyllum cp)

bei Spasmen der Gallenblase, Koliken
Sambucus cp Fluid (Fluid gelb)

zur Schmerzstillung und Beruhigung
Viscum album cp Fluid (Fluid weiß)

Rezeptbeispiele

Rp. G 8 (Chelidonium cp)
St 10 (Centaurium cp)
Sambucus cp Fluid (Fluid gelb)
S. 3 mal täglich je 5 Kügelchen und 5 Tropfen

Sambucus cp Salbe (Salbe gelb)
S. Lebergegend einreiben

bei Koliken:
Rp. St 10 (Centaurium cp)
Viscum album cp Fluid (Fluid weiß)
S. alle 10 Minuten 10 Kügelchen und 3 Tropfen

Fb 2 (Cinchona cp)
G 8 (Chelidonium cp)
Sambucus cp Fluid (Fluid gelb)
S. je 20 Kügelchen und Tropfen auf 1 Liter Wasser zu heißen Umschlägen

Sambucus cp Fluid Ampullen
S. 1–2 Amp. subkutan oder als Quaddeln in das Schmerzgebiet

Colitis (Dickdarmentzündung)

bei akut fieberhafter Erkrankung
Ad 1 D 10 (Avena cp D 10)
St 7 (Malva cp)
G 12 (Sanguinaria cp)

bei chronischer Erkrankung und allgemeiner Schwäche
Ad 3 (Hydrastis cp)

bei Infektion mit Bakterien
W 1 (Allium cp)

bei neurovegetativen Störungen
Fb 1 (Aconitum cp)

bei chronischer Entzündung des Darms und Durchfallneigung
St 3 (Scrophularia cp)
G 3 (Mezereum cp)

bei Geschwürbildung
G 5 (Conium cp)

bei Störung im Dick- und Mastdarm infolge vegetativer Fehlregulation
G 1 (Caulophyllum cp)
G 8 (Chelidonium cp)

bei chronischen Ernährungs- und Stoffwechselstörungen
G 9 (Pulsatilla cp)

bei infektiöser Erkrankung der Darmschleimhaut
K 5 (Vinca minor cp)

bei nervöser Überreizung
St 1 (Cochlearia cp)
St 10 (Centaurium cp)

bei chronischer Schleimhautentzündung
Populus cp Fluid (Fluid grün)

bei Blutbeimengung
Capsella cp Fluid (Fluid blau)

bei Koliken
Sambucus cp Fluid (Fluid gelb)

Rezeptbeispiel

Rp. Ad 3 (Hydrastis cp)
St 1 (Cochlearia cp)
G 3 (Mezereum cp)
S. 3 mal täglich je 5 Kügelchen
W 1 (Allium cp)
S. abends 7 Kügelchen

Combustiones (Verbrennungen)

bei Verbrennungen und Verbrühungen
G 3 (Mezereum cp)
Populus cp Fluid (Fluid grün)

bei akuter Entzündung
St 7 (Malva cp)
Fb 1 D 10 (Aconitum cp D 10)

zur Ausscheidung von Zellabbauprodukten
Ad 2 (Hamamelis cp)

zur Anregung der Blut- und Lymphbildung
Lf 1 (Echinacea cp)
Ad 3 (Hydrastis cp)

bei Juckreiz
Sambucus cp Fluid (Fluid gelb)

Rezeptbeispiel Seite 84

zur Schmerzstillung
Viscum album cp Fluid (Fluid weiß)

zur Förderung einer glatten Heilung
Capsella cp Fluid (Fluid blau)

Rezeptbeispiele

Rp. St 7 (Malva cp)
G 3 (Mezereum cp)
Lf 1 (Echinacea cp)
Populus cp Fluid (Fluid grün)
S. mehrmals je 5 Kügelchen und 5 Tropfen

äußerlich:
Viscum album cp Salbe (Salbe weiß)
oder Capsella cp Salbe (Salbe blau)
S. zu Salbenverbänden

zu feuchten Verbänden
Rp. G 5 (Conium cp)
St 7 (Malva cp)
Viscum album cp Fluid (Fluid weiß)
S. je 30 Kügelchen und Tropfen in 1/4 Liter Wasser

Commotio cerebri (Gehirnerschütterung)

bei arterieller Blutung
Ad 1 D 10 (Avena cp D 10)
Capsella cp Fluid (Fluid blau)

bei venöser Blutung
Ad 2 (Hamamelis cp)

zur Einwirkung auf die Blutgefäße, auf das Nervensystem
Fb 1 (Aconitum cp)

C

zur Beeinflussung der Zellgewebsveränderung
G 1 (Caulophyllum cp)
G 12 (Sanguinaria cp)

zur Beruhigung
Viscum album cp Fluid (Fluid weiß)

Rezeptbeispiele

Rp. *im akuten Stadium*
G 12 (Sanguinaria cp)
St 10 (Centaurium cp)
Capsella cp Fluid (Fluid blau)
S. je 5 Kügelchen und 3 Tropfen in 1/8 Liter Wasser schluckweise trinken

zu Umschlägen
St 9 (Nasturtium cp) (20 Kügelchen)
Viscum album cp Fluid (Fluid weiß) (20 Tropfen)
Capsella cp Fluid (Fluid blau) (10 Tropfen)
in 1/2 Liter Wasser

Rp. *zur Nachbehandlung*
Ad 3 (Hydrastis cp)
St 1 (Cochlearia cp)
G 1 (Caulophyllum cp)
Fb 1 (Aconitum cp)
S. je 5 Kügelchen 3 mal täglich
St 9 (Nasturtium cp)
Viscum album cp Fluid (Fluid weiß)
S. 20 Kügelchen und Tropfen in 1/2 Liter Wasser, kühle Umschläge

Conjunctivitis (Bindehautentzündung)

bei akuter Entzündung der Bindehaut

Ad 1 D 10 (Avena cp D 10)
G 12 (Sanguinaria cp)
St 12 (Euphrasia cp)
Capsella cp Fluid (Fluid blau)
Fb 1 D 10 (Aconitum cp D 10)
Fb 2 (Cinchona cp) äußerlich zu Spülungen

bei Eiterungen

Populus cp Fluid (Fluid grün)

zur Schmerzlinderung

Viscum album cp Fluid (Fluid weiß)

Rezeptbeispiele

Rp. G 12 (Sanguinaria cp)
St 12 (Euphrasia cp)
Fb 1 D 10 (Aconitum cp D 10)
Capsella cp Fluid (Fluid blau)
S. je 10 Kügelchen und 3 Tropfen in 1/8 Liter Wasser tagsüber schluckweise trinken

äußerlich:
G 12 (Sanguinaria cp)
Fb 2 (Cinchona cp)
Viscum album cp Fluid (Fluid weiß)
S. je 10 Kügelchen und 10 Tropfen in 1/4 Liter Wasser zu kühlen Umschlägen

bei eitriger Entzündung anstelle von Viscum album cp Fluid (Fluid weiß) bzw. G 12 (Sanguinaria cp) stets Populus cp Fluid (Fluid grün) bzw. G 7 (Millefolium cp), in gleicher Konzentration verwenden zu lauwarmen Umschlägen

Cor nervosum (Herzneurose)

bei nervöser Herzstörung, Herzneurose
Viscum album cp Fluid (Fluid weiß) innerlich und äußerlich

zur Mäßigung der Herzaktion, besonders auch bei Blutandrang zum Kopf und kühlen Extremitäten
Ad 1 D 10 (Avena cp D 10)

bei zu starker Reaktion des Herzens auf nervöse Einflüsse
Fb 1 D 10 (Aconitum cp D 10)

bei krampfartigem Schmerz
St 10 (Centaurium cp)
Sambucus cp Fluid (Fluid gelb)

zur Beruhigung der Herzaktion – auch äußerlich –
(5 Tropfen auf 1/4 Liter Wasser)
Capsella cp Fluid (Fluid blau)

Rezeptbeispiel

Rp. Ad 1 D 10 (Avena cp D 10)
Fb 1 D 10 (Aconitum cp D 10)
Viscum album cp Fluid (Fluid weiß)
S. je 10 Kügelchen und Tropfen in 1/4 Liter Wasser tagsüber schluckweise trinken

Viscum album cp Fluid (Fluid weiß)
S. mehrmals Herzgegend einreiben

Coronarinsuffizienz

Therapeutische Hinweise siehe unter

Herzinsuffizienz
Angina pectoris

Coronarsklerose

Therapeutische Hinweise siehe unter

Arteriosklerose
Angina pectoris

Crampi (Muskelkrämpfe)

Rezeptbeispiel

Rp. Fb 1 D 10 (Aconitum cp D 10)
Sambucus cp Fluid (Fluid gelb)
S. 5 Kügelchen und 5 Tropfen in 1/8 Liter Wasser im Laufe des Abends schluckweise trinken

äußerlich:
Sambucus cp Salbe (Salbe gelb) an den Muskelpartien einreiben, evtl. auch

Rp. St. 10 (Centaurium cp)
Sambucus cp Fluid (Fluid gelb)
S. 20 Kügelchen und Tropfen in 1/4 Liter Wasser zu Umschlägen

Cystitis (Harnblasenentzündung)

bei akuten, fieberhaften, infektiösen Entzündungen des Urogenitalsystems
Ad 1 D 10 (Avena cp D 10)
Fb 1 D 10 (Aconitum cp D 10)
K 4 (Clematis cp)
St 2 (Lycopodium cp)

bei Blasenkatarrh
G 2 (Equisetum cp)

bei chronischem Blasenkatarrh
K 2 (Cannabis cp)

bei Entzündung der Schleimhäute auf infektiöser Basis
St 4 (Sarsaparilla cp)
K 4 (Clematis cp)

bei entzündlichen und chronisch-degenerativen Prozessen
G 6 (Vincetoxicum cp)

zur Vermehrung der Harnausscheidung
St 6 (Solidago cp)

bei Harnverhaltung
G 17 (Rhus aromatica cp)

bei Blasenschwäche
G 17 D 10 (Rhus aromatica cp D 10)

bei chronischer Entzündung
Populus cp Fluid (Fluid grün)

bei Krämpfen
Sambucus cp Fluid (Fluid gelb)

bei nervöser Reizung der Blase
Viscum album cp Fluid (Fluid weiß)

bei blutigem Urin
Capsella cp Fluid (Fluid blau)

Rezeptbeispiele Seite 90

Rezeptbeispiele

Rp. Viscum album cp Fluid (Fluid weiß)
Ad 1 D 10 (Avena cp D 10)
K 2 (früher Cannabis cp)
S. 10 Tropfen und je 10 Kügelchen auf ¼ Liter Wasser tagsüber schluckweise trinken
St 2 (Lycopodium cp)
S. 3 mal 5 Kügelchen

bei starken Tenesmen
Rp. St 10 (Centaurium cp)
G 2 (Equisetum cp)
Sambucus cp Fluid (Fluid gelb)
S. je 20 Kügelchen und 20 Tropfen in ¼ Liter Wasser tagsüber schluckweise trinken

äußerlich:
zu heißen Umschlägen
St 2 (Lycopodium cp)
Viscum album cp Fluid (Fluid weiß)
S. 20 Kügelchen und Tropfen in ½ Liter Wasser

Rp. Sambucus cp Fluid Ampullen
1–2 Amp. intramuskulär oder als Quaddeln über der Blasengegend

Darmfistel

chronische Schleimhautentzündung mit Fistelbildung

Ad 2 (Hamamelis cp)
Lf 1 (Echinacea cp)
W 1 (Allium cp)
G 8 (Chelidonium cp)
Populus cp Fluid (Fluid grün)

Neigung zu Blutung

Capsella cp Fluid (Fluid blau)

D

Rezeptbeispiel

Rp. Ad 2 (Hamamelis cp)
G 8 (Chelidonium cp)
W 1 (Allium cp)
Lf 1 (Echinacea cp)
Populus cp Fluid (Fluid grün)
S. 3 mal täglich je 5 Kügelchen und Tropfen

äußerlich:
Ad 2 (Hamamelis cp)
W 2 (Tanacetum cp)
G 10 (Podophyllum cp)
Populus cp Fluid (Fluid grün)
S. je 20 Kügelchen und 20 Tropfen in ½ Liter Wasser zu Spülungen und Umschlägen bzw. Sitzbädern
Populus cp Salbe (Salbe grün) zu Salbenauflagen

Darmgeschwüre siehe auch **Ulcus duodeni**

bei vegetativen nervösen Störungen im Magen-Darmbereich
G 10 (Podophyllum cp)

bei Veränderungen in der Darmschleimhaut
G 3 (Mezereum cp)

bei Erkrankungen im Darmsystem
St 2 (Lycopodium cp)

bei Darmerkrankungen
W 1 (Allium cp)

bei akuten Entzündungen
Ad 1 D 10 (Avena cp D 10)
Fb 1 D 10 (Aconitum cp D 10)

bei Schleimhautentzündungen, Geschwüren
Populus cp Fluid (Fluid grün)

bei Spasmen
Sambucus cp Fluid (Fluid gelb)

bei blutigen Stühlen
Capsella cp Fluid (Fluid blau)

Rezeptbeispiel

Rp. Populus cp Fluid (Fluid grün)
G 10 (Podophyllum cp)
S. morgens 5 Tropfen und 5 Kügelchen
Ad 1 D 10 (Avena cp D 10)
Fb 1 D 10 (Aconitum cp D 10)
G 3 (Mezereum cp)
S. je 5 Kügelchen in 1/8 Liter Wasser tagsüber schluckweise trinken
W 1 (Allium cp)
S. abends 5 Kügelchen

Darmkoliken

Verkrampfungen im Darmbereich

St 10 (Centaurium cp)
G 10 (Podophyllum cp)
Sambucus cp Fluid (Fluid gelb)

bei Schmerzen und Unruhe

Viscum album cp Fluid (Fluid weiß)

bei Schleimhautentzündung

Populus cp Fluid (Fluid grün)

bei Darmerkrankung

W 1 (Allium cp)
W 2 (Tanacetum cp) äußerlich

bei gleichzeitiger Funktionsstörung der Galle

St 5 (Berberis cp)
G 5 (Conium cp)

Rezeptbeispiel

Rp. St 10 (Centaurium cp)
G 10 (Podophyllum cp)
W 1 (Allium cp)
Sambucus cp Fluid (Fluid gelb)
S. je 10 Kügelchen und 20 Tropfen in 1/8 Liter Wasser schluckweise trinken – evtl. zusätzlich 10 Tropfen Viscum album cp Fluid (Fluid weiß)

äußerlich:
St 5 (Berberis cp)
G 5 (Conium cp)
W 2 (Tanacetum cp)
Viscum album cp Fluid (Fluid weiß)
S. je 20 Kügelchen und 20 Tropfen in 1 Liter heißem Wasser zu Umschlägen

D

Rp. Sambucus cp Fluid Ampullen
S. 1–2 Amp. subkutan

Darmparasiten

bei anämischen Kindern zur Blutbildung
Ad 3 (Hydrastis cp)

zur Reinigung der Darmschleimhaut, wurmtreibend
W 1 (Allium cp)

bei chronischem Wurmleiden
W 2 (Tanacetum cp)

bei Störungen der Darmschleimhaut
G 8 (Chelidonium cp)

gegen nervöse Störungen des Magen-Darmkanals
G 10 (Podophyllum cp)

bei gleichzeitiger Stuhlträgheit
St 2 (Lycopodium cp)

bei Diarrhöe
St 3 (Scrophularia cp)

zur Wurmabtreibung
Sambucus cp Fluid (Fluid gelb)

Rezeptbeispiel

Rp. W 1 (Allium cp)
St 2 (Lycopodium cp)
G 10 (Podophyllum cp)
Sambucus cp Fluid (Fluid gelb)
S. 3 mal täglich je 5 Kügelchen und 5 Tropfen
Sambucus cp Fluid (Fluid gelb)
W 2 (Tanacetum cp)

S. 1 Kaffeelöffel und 20–30 Kügelchen auf ½ Liter Wasser zu Einlauf

S. 1 Kaffeelöffel und 20–30 Kügelchen auf ⅛ Liter Wasser zu Bleibeklistier

Darmpolypen

Zu einem Behandlungsversuch

Rezeptbeispiel

Rp. G 17 D 10 (Rhus aromatica cp D 10)
S. stündlich 2 Kügelchen
G 8 (Chelidonium cp)
W 1 (Allium cp)
Lf 1 (Echinacea cp)
S. 3 mal täglich je 5 Kügelchen

Decubitus (Wundliegen)

bei Gewebszerstörung, Geschwüren, Eiterungen
G 7 (Millefolium cp)

bei Haut- und Unterhautzellgewebeschädigungen
St 5 (Berberis cp)

bei akuter Entzündung, Blutung
Capsella cp Fluid (Fluid blau)

bei eiternder Wunde
Populus cp Fluid (Fluid grün)

Rezeptbeispiel

Rp. G 7 (Millefolium cp)
Populus cp Fluid (Fluid grün)
S. 20 Kügelchen und 20 Tropfen in 1/8 Liter Wasser, tagsüber schluckweise trinken

Populus cp Fluid (Fluid grün)
G 7 (Millefolium cp)
S. 10 Tropfen und Kügelchen auf 1/2 Glas Wasser, damit die Wunde reinigen und überspülen

Populus cp Salbe (Salbe grün)
S. nach erfolgter Reinigung auftragen

Depressionen

zur Regulation des Nervensystems und Psychostimulation
Fb 1 (Aconitum cp)

D

bei Nervenschwäche
Lf 1 (Echinacea cp)

bei Schwächezuständen
Ad 3 (Hydrastis cp)
St 1 (Cochlearia cp)

bei Depressionen im Zusammenhang mit Periode oder Klimakterium
G 1 (Caulophyllum cp)

bei nervöser Überreiztheit oder Erschöpfung
Viscum album cp Fluid (Fluid weiß)

zur Anregung der Psyche
Rhododendron cp Fluid (Fluid rot)

zur Beruhigung und Entspannung des gesamten Nervensystems, Entkrampfung
Sambucus cp Fluid (Fluid gelb)

Rezeptbeispiele

Rp. Rhododendron cp Fluid (Fluid rot)
Fb 1 (Aconitum cp)
S. mehrmals täglich 5 Kügelchen und 5 Tropfen

bei Depressionen im Zusammenhang mit der Periode zusätzlich
G 1 (Caulophyllum cp)
Lf 1 (Echinacea cp)
Ad 3 (Hydrastis cp)
S. 3 mal täglich je 5 Kügelchen

Fortsetzung Seite 98

bei Depressionen mit Krampfzuständen
anstelle von Rhododendron cp Fluid (Fluid rot),
besser Sambucus cp Fluid (Fluid gelb)

bei Erregungszuständen
Rp. Viscum album cp Fluid (Fluid weiß)
Fb 1 D 10 (Aconitum cp D 10)
S. 5 Tropfen und 5 Kügelchen in 1/8 Liter Wasser,
tagsüber schluckweise trinken

Dermatomykosen (Pilzflechten)

bei chronischen Ausschlägen
zur Steigerung der körpereigenen Abwehrkräfte
Lf 1 (Echinacea cp)

bei chronischen Hautausschlägen
G 11 (Rhus toxicodendron cp)
K 5 (Vinca minor cp)

bei eitrigen, infektiösen Hautausschlägen
K 4 (Clematis cp)

bei entzündlichen, infektiösen Hauterkrankungen
Populus cp Fluid (Fluid grün)

bei Juckreiz
Sambucus cp Fluid (Fluid gelb)

Rezeptbeispiel

Rp. G 11 (Rhus toxicodendron cp)
Lf 1 (Echinacea cp)
K 4 (Clematis cp)
Populus cp Fluid (Fluid grün)
S. 3 mal täglich je 5 Kügelchen und 5 Tropfen

Populus cp Fluid (Fluid grün)
oder Sambucus cp Fluid (Fluid gelb)
S. 40 Tropfen in ¼ Liter Wasser zu Umschlägen

Populus cp Salbe (Salbe grün)
S. einreiben oder zu Verbänden

Diabetes mellitus (Zuckerkrankheit)

zur Unterstützungsbehandlung

zur Kräftigung des Blut- und Lymphsystems
Ad 3 (Hydrastis cp)
Lf 1 (Echinacea cp)

zur Einwirkung auf die Bauchspeicheldrüse
G 8 (Chelidonium cp)

bei chronischem Stoffwechselleiden
K 1 (Thuja cp)

zur Anregung der Ausscheidungsorgane
G 6 (Solidago cp)

bei entzündlicher Veränderung
Capsella cp Fluid (Fluid blau)

Rezeptbeispiel

Rp. Capsella cp Fluid (Fluid blau)
S. 1–2 Tropfen in 1 Eßlöffel Wasser, morgens

Ad 3 (Hydrastis cp)
G 8 (Chelidonium cp)
S. je 5 Kügelchen 3 mal täglich
vor den Mahlzeiten

Lf 1 (Echinacea cp)
G 6 (Vincetoxicum cp)
S. je 5 Kügelchen nach den Mahlzeiten

K 1 (Thuja cp)
S. 5 Kügelchen abends

Sambucus cp Salbe (Salbe gelb)
S. einreiben an den Unterrippen

Die mit den angegebenen Kügelchen zugeführte Zuckermenge ist zu gering, um auf die Broteinheiten (BE) angerechnet werden zu müssen.

Diarrhöe (Durchfall)

siehe auch bei Gastroenteritis

D

bei übermäßiger Darmsekretion
G 3 (Mezereum cp)
St 3 (Scrophularia cp)

bei nervöser Störung des Magen-Darmkanals
G 10 (Podophyllum cp)

bei infektiöser Ursache und bei Spasmen
St 10 (Centaurium cp)

bei Magen- und Darmentzündungen
St 1 (Cochlearia cp)

bei Magen-Darminfektionen
W 1 (Allium cp)

Rezeptbeispiel

Rp. St 3 (Scrophularia cp)
G 3 (Mezereum cp)
S. alle ¼ Stunde 2 Kügelchen

St 10 (Centaurium cp)
S. 10 Kügelchen 3 mal täglich trocken auf der Zunge zergehen lassen

Diphtherie (zur unterstützenden Behandlung)

bei akut entzündlicher, fieberhafter, infektiöser Erkrankung
Ad 1 D 10 (Avena cp D 10)
Fb 1 D 10 (Aconitum cp D 10)
Fb 2 (Cinchona cp)
G 7 (Millefolium cp) zur äußeren Anwendung
St 10 (Centaurium cp)

bei Entzündung der Tonsillen
G 13 (Ailanthus cp)

bei schwerer eitriger Entzündung der Tonsillen
Populus cp Fluid (Fluid grün)
G 14 (Belladonna cp)

bei Schluckbeschwerden, Schmerzen
Viscum album cp Fluid (Fluid weiß)

bei Halsdrüsen- und Mandelschwellung zur Anregung des Lymphsystems
Lf 1 (Echinacea cp)

Rezeptbeispiel

Rp. G 14 (Belladonna cp)
Lf 1 (Echinacea cp)
W 1 (Allium cp)
S. je 15 Kügelchen in ¼ Liter Wasser, alle ¼ Stunde einen Schluck trinken

Ad 2 (Hamamelis cp)
G 13 (Ailanthus cp)
Populus cp Fluid (Fluid grün)
S. je 20 Kügelchen bzw. Tropfen auf 1 Liter Wasser (lauwarm) zu Gurgelungen

Dysenterie (Darminfektion)

D

zur Reinigung und Ausscheidung, auf die Darmschleimhaut einwirkend

St 1 (Cochlearia cp)
W 1 (Allium cp)
W 2 (Tanacetum cp)
Sambucus cp Fluid (Fluid gelb)

bei akut, fieberhaften, entzündlichen, infektiösen Erkrankungen der Darmschleimhaut

Ad 1 D 10 (Avena cp D 10)
Capsella cp Fluid (Fluid blau)

gegen Gewebsveränderungen der Darmschleimhaut

G 1 (Caulophyllum cp)
G 10 (Podophyllum cp)

gegen Durchfall bei Entzündung der Darmschleimhaut

G 3 (Mezereum cp)
St 3 (Scrophularia cp)

zur Einwirkung auf das vegetative Nervensystem der Bauchorgane

G 8 (Chelidonium cp)

bei krampfartigen Beschwerden

St 10 (Centaurium cp)
Sambucus cp Fluid (Fluid gelb)

bei chronischen Erkrankungen

Populus cp Fluid (Fluid grün)

zur Beruhigung bei Schmerzen

Viscum album cp Fluid (Fluid weiß)

Rezeptbeispiel Seite 104

Rezeptbeispiel

Rp. Fb 1 D 10 (Aconitum cp D 10)
Ad 1 D 10 (Avena cp D 10)
G 3 (Mezereum cp)
St 1 (Cochlearia cp)
S. 3 mal täglich 5 Kügelchen
W 1 (Allium cp)
S. 6–8 Kügelchen abends

zu lauwarmen Darmspülungen
Rp. G 8 (Chelidonium cp)
W 2 (Tanacetum cp)
Sambucus cp Fluid (Fluid gelb)
S. 20 Kügelchen und Tropfen in 1 Liter Wasser

Dysmenorrhöe (Schmerzhafte Monatsblutung)

Rezeptbeispiele

als Folge von Überarbeitung, Schwäche, Erschöpfung
Rp. G 1 (Caulophyllum cp)
Viscum album cp Fluid (Fluid weiß)
S. 3–5 mal täglich 5 Kügelchen und 10 Tropfen

als Folge von Entwicklungsstörung (Hypoplasie)
Rp. Lf 2 (Abrotanum cp)
Rhododendron cp Fluid (Fluid rot)
Capsella cp Fluid (Fluid blau)
S. 3 mal täglich je 10 Kügelchen und Tropfen

als Folge zu starker unregelmäßiger Periode

Rp. Capsella cp Fluid (Fluid blau)
S. morgens 2 Tropfen in 1 Eßlöffel Wasser
G 1 (Caulophyllum cp)
Ad 1 D 10 (Avena cp D 10)
St 9 (Nasturtium cp)
S. 3 mal täglich je 3 Kügelchen

bei Dysmenorrhöe in den Wechseljahren

Rp. Capsella cp Fluid (Fluid blau)
S. morgens 2 Tropfen in 1 Eßlöffel Wasser
G 12 (Sanguinaria cp)
S. tagsüber 5 mal 2 Kügelchen

zur Krampflösung und Schmerzlinderung bei allen Formen von Dysmenorrhöe

Rp. Viscum album cp Fluid (Fluid weiß)
Populus cp Fluid (Fluid grün)
Sambucus cp Fluid (Fluid gelb)
S. je 10 Tropfen zusammen in ⅛ Liter Wasser tagsüber schluckweise trinken
Rp. Sambucus cp Fluid Ampullen
1–2 Ampullen subkutan in die Unterbauchgegend oder in die entsprechenden Akupunkturpunkte bzw. Head'schen Zonen

Eklampsie (Schwangerschaftskrämpfe)

zur Regulierung des gesamten Nervenapparates, bei Krämpfen

Fb 1 (Aconitum cp)

zur Begünstigung des normalen Schwangerschaftsablaufes

G 1 (Caulophyllum cp)
G 12 (Sanguinaria cp)

bei krampfhaften Zuständen, Überreiztheit

St 10 (Centaurium cp)

bei Krämpfen zur Beruhigung

Sambucus cp Fluid (Fluid gelb)

Rezeptbeispiel

Rp. G 12 (Sanguinaria cp)
St 10 (Centaurium cp)
S. 3 mal täglich je 5 Kügelchen

Sambucus cp Fluid (Fluid gelb)
S. 10 Tropfen morgens und abends

Sambucus cp Fluid Ampullen
S. 1–2 mal täglich 1–2 Amp. s.c.

Ekzem

zur Beeinflussung des Haut- u. Unterhautzellgewebes
St 5 (Berberis cp)
G 3 (Mezereum cp)

bei chronischen Hautausschlägen
G 5 (Conium cp)

bei chronischem hartnäckigem Ekzem
K 3 (Phytolacca cp)
Lf 1 (Echinacea cp)
St 3 (Scrophularia cp)
K 5 (Vinca minor cp)

zur Beeinflussung einer nervösen Komponente
Fb 1 (Aconitum cp)

bei exsudativer Diathese
G 11 (Rhus toxicodendron cp)

bei nässenden, eiternden Ekzemen
Populus cp Fluid (Fluid grün)

bei Juckreiz, Ausschlag
Sambucus cp Fluid (Fluid gelb)
Fb 2 (Cinchona cp)

bei Schmerz
Viscum album cp Fluid (Fluid weiß)

Rezeptbeispiel

Rp. Populus cp Fluid (Fluid grün)
K 5 (Vinca minor cp)
Lf 1 (Echinacea cp)
S. 3 mal täglich 5 Tropfen und je 5 Kügelchen vor den Mahlzeiten

Fortsetzung Seite 108

Rp. *äußerlich:*
K 3 (Phytolacca cp)
St 5 (Berberis cp)
Fb 2 (Cinchona cp)
Sambucus cp Fluid (Fluid gelb)
S. je 20 Kügelchen und Tropfen in 1 Liter Wasser zu lauen Abwaschungen (auf der Haut trocknen lassen)
Sambucus cp Salbe (Salbe gelb) anschließend einstreichen
Bei Neigung zu Eiterung besser
Populus cp Salbe (Salbe grün)

Embolie

bei Verstopfung von Arterien mit Thromben
Ad 2 (Hamamelis cp)
G 5 (Conium cp)
G 7 (Millefolium cp)

E

bei Störung im arteriellen System
G 12 (Sanguinaria cp)

nervale Steuerung der Blutzirkulation
Fb 1 (Aconitum cp)
St 10 (Centaurium cp)

zur Verbesserung der Resorption
Lf 1 (Echinacea cp)

bei akuten Entzündungen, auf die motorischen Nerven des Arteriensystems einwirkend
Capsella cp Fluid (Fluid blau)

bei Störungen im venösen System
Populus cp Fluid (Fluid grün)

Rezeptbeispiel

Rp. Capsella cp Fluid (Fluid blau)
Populus cp Fluid (Fluid grün)
S. morgens im täglichen Wechsel 1 Tropfen in 1 Eßlöffel Wasser
Ad 1 D 10 (Avena cp D 10)
Lf 1 (Echinacea cp)
G 5 (Conium cp)
S. 3–4 mal täglich je 3 Kügelchen

Fortsetzung Seite 110

äußerliche Behandlung:
zu kühlen Umschlägen in 1 Liter Wasser 10 Kügelchen Ad 2, 20 Kügelchen G 5, 10 Tropfen Capsella cp Fluid (Fluid blau) im täglichen Wechsel mit Populus cp Fluid (Fluid grün)

Emphysem (Lungenblähung)

bei Lungenerweiterung mit Atemnot
Br 4 (Ipecacuanha cp)

zur Beseitigung von zähem Schleim
Br 2 (Phellandrium cp)

zur Einwirkung auf das vegetative Nervensystem
Fb 1 D 4 (Aconitum cp D 4)

bei entzündlicher Erkrankung der Schleimhäute
G 12 (Sanguinaria cp)

Rezeptbeispiel

Rp. Br 2 (Phellandrium cp)
3 mal täglich je 5 Kügelchen

bei Atemnot:
Rp. Br 4 (Ipecacuanha cp)
S. 10 Kügelchen auf der Zunge zergehen lassen oder mit etwas heißem Tee einnehmen

Endocarditis

bei akuter Entzündung
Ad 1 D 10 (Avena cp D 10)
Capsella cp Fluid (Fluid blau)

bei Gewebsveränderung und Geschwürbildung
G 1 (Caulophyllum cp)
G 12 (Sanguinaria cp)

bei Erkrankung des Herzens auf rheumatischer Grundlage
G 5 (Conium cp)
G 7 (Millefolium cp)
G 11 (Rhus toxicodendron cp)

zur Regulierung der Innervation des Zirkulationssystems und des Herzens
Fb 1 (Aconitum cp)

bei akuten Entzündungen, zur Beruhigung der Herzaktion
Capsella cp Fluid (Fluid blau)

E

Rezeptbeispiel

Rp. Capsella cp Fluid (Fluid blau)
G 12 (Sanguinaria cp)
Fb 1 D 4 (Aconitum cp D 4)
S. je 2 Kügelchen und 2 Tropfen in 1/8 Liter Wasser, stündlich einen Schluck nehmen

äußerlich:
G 7 (Millefolium cp)
Capsella cp Fluid (Fluid blau)
S. 15 Kügelchen und 15 Tropfen in 1 Liter Wasser zu kühlen Umschlägen

Enuresis nocturna (Bettnässen)

bei nervöser Schwäche und anämischen Kindern
Ad 3 (Hydrastis cp)

bei Störungen der motorischen Nerven
Fb 1 (Aconitum cp)

bei plötzlichem Harndrang, Bettnässen, Blasenreizung
G 2 (Equisetum cp)

bei ursächlichem Blasenleiden
G 6 (Vincetoxicum cp)
St 2 (Lycopodium cp)

bei Bettnässen auf Grund von Blasenschwäche
G 17 D 10 (Rhus aromatica cp D 10)

zur konstitutionellen Umstimmung
K 2 (Cannabis cp)

bei überreiztem Nervensystem
Sambucus cp Fluid (Fluid gelb)

bei Erschlaffung und Lähmungszuständen des Blasenschließmuskels
Rhododendron cp Fluid (Fluid rot)

bei Blasenschwäche, Bettnässen auf Grund nervöser Reiz- und Schwächezustände
Viscum album cp Fluid (Fluid weiß)

Rezeptbeispiel

Rp. K 2 (Cannabis cp)
Viscum album cp Fluid (Fluid weiß)
S. 3 mal täglich je 3 Kügelchen und Tropfen
G 17 D 10 (Rhus aromatica cp D 10)
S. 3 Kügelchen bei jedem Wasserlassen

> *äußerlich:*
> Sambucus cp Fluid (Fluid gelb)
> S. Blasengegend, Kreuz und Weichen abends einreiben

Epilepsie (Fallsucht)

bei Neigung zu Verkrampfungen,
zur Beruhigung bei Erregungs- und Reizzuständen
Fb 1 D 10 (Aconitum cp D 10)
Sambucus cp Fluid (Fluid gelb)
St 10 (Centaurium cp)

bei Nervenschwäche, Krämpfen
Lf 1 (Echinacea cp)

bei organischer und funktioneller Störung des Nervensystems, bei Nervenschwäche
Viscum album cp Fluid (Fluid weiß)

> **Rezeptbeispiele**
>
> *Im Prodromalstadium*
> Rp. St 10 (Centaurium cp)
> S. 10–15 Kügelchen auf die Zunge geben
> Viscum album cp Fluid (Fluid weiß)
> Capsella cp Fluid (Fluid blau)
> S. im Wechsel, Einreibungen an den Hauptnervenpunkten, Stirne, Schläfe etc.

Fortsetzung Seite 114

Nach dem Anfall:

Rp. Ad 3 (Hydrastis cp)
Fb 1 (Aconitum cp)
Lf 1 (Echinacea cp)
S. 3 mal täglich je 5 Kügelchen
Viscum album cp Fluid (Fluid weiß)
Einreibungen an den Hauptnervenpunkten

Bei Frauen hat sich auch folgende Rezeptur bewährt:

Rp. Ad 1 D 10 (Avena cp D 10)
Fb 1 D 10 (Aconitum cp D 10)
G 1 (Caulophyllum cp)
Lf 1 (Echinacea cp)
St 1 (Cochlearia cp)
S. 3 mal täglich je 5 Kügelchen
W 1 (Allium cp)
S. abends 5 Kügelchen

Besonders bei Kindern:

Rp. Lf 2 (Abrotanum cp)
Fb 1 D 10 (Aconitum cp D 10)
W 1 (Allium cp)
S. 3 mal täglich je 2 Kügelchen
St 10 (Centaurium cp)
S. morgens und abends 5 Kügelchen

E

Epistaxis (Nasenbluten)

bei akuter Blutung
Ad 1 D 10 (Avena cp D 10)

bei Blutungsneigung zur Vorbeugung
Ad 2 (Hamamelis cp)

bei Blutung
Capsella cp Fluid (Fluid blau)
S. 3 Tropfen in ¼ Liter Wasser, schluckweise trinken

Rezeptbeispiel

Rp. Capsella cp Fluid (Fluid blau)
Ad 1 D 10 (Avena cp D 10) (akut) oder
Ad 2 (Hamamelis cp) zur Vorbeugung
S. 3 Tropfen und 3 Kügelchen in ¼ Liter Wasser tagsüber schluckweise trinken

Capsella cp Fluid (Fluid blau)
S. Wattebäuschchen damit tränken und in die Nase einführen
S. Genick und Stirne damit einreiben

Erysipel (Wundrose)

bei akuter, entzündlicher, fieberhafter, infektiöser Erkrankung
Ad 1 D 10 (Avena cp D 10)
St 10 (Centaurium cp)
Capsella cp Fluid (Fluid blau)
Fb 1 D 10 (Aconitum cp D 10)
Fb 2 (Cinchona cp)

bei Zerstörung des Haut- und Unterhautzellgewebes
G 7 (Millefolium cp)
St 5 (Berberis cp)

bei eiternden Hauterkrankungen
K 4 (Clematis cp)

Rezeptbeispiel

Rp. G 7 (Millefolium cp)
K 4 (Clematis cp)
W 1 (Allium cp)
S. 3 mal täglich je 5 Kügelchen
Ad 1 D 10 (Avena cp D 10)
Fb 1 D 10 (Aconitum cp D 10)
St 5 (Berberis cp)
Viscum album cp Fluid (Fluid weiß)
Populus cp Fluid (Fluid grün)
S. je 5 Kügelchen und 10 Tropfen in ⅛ Liter Wasser tagsüber schluckweise trinken

bei Kreislaufschwäche
Rp. Capsella cp Fluid (Fluid blau)
S. 3 mal täglich 10 Tropfen in 1 Eßlöffel Wasser

zur äußerlichen Behandlung:

Rp. G 7 (Millefolium cp)
Fb 2 (Cinchona cp)
W 2 (Tanacetum cp)
Capsella cp Fluid (Fluid blau)
S. je 30 Kügelchen und 20 Tropfen in 1 Liter Wasser zu kühlen Abwaschungen, bei Juckreiz anstelle von Capsella cp Fluid (Fluid blau) Sambucus cp Fluid (Fluid gelb)
zu Salbenverbänden bei Eiterung Populus cp Salbe (Salbe grün)

Fieber

Rezeptbeispiel

Rp. St 10 (Centaurium cp)
S. 3 mal täglich 10 Kügelchen
oder Fb 1 D 10 (Aconitum cp D 10)
S. 10 Kügelchen in 1/8 Liter Wasser gelöst, tagsüber schluckweise trinken

Im übrigen Behandlung der Grundkrankheiten

Flatulenz (Blähungen)

siehe auch **Obstipation, Darmkoliken**

Störungen im Bereich der Verdauungsorgane, Obstipation
G 8 (Chelidonium cp)

Darmstörungen
W 1 (Allium cp)

Verkrampfungen
St 10 (Centaurium cp)
Sambucus cp Fluid (Fluid gelb)

Rezeptbeispiel

Rp. St 10 (Centaurium cp)
G 8 (Chelidonium cp)
Sambucus cp Fluid (Fluid gelb)
S. 3 mal täglich je 5 Kügelchen und 10 Tropfen
W 1 (Allium cp)
S. abends 5 Kügelchen

Fluor genitalis (Ausfluß)

bei akuten, auch fieberhaft infektiösen Entzündungen
Ad 1 D 10 (Avena cp D 10)
Fb 1 D 10 (Aconitum cp D 10)
G 12 (Sanguinaria cp)

gegen allgemeine Schwäche
Ad 3 (Hydrastis cp)

zur Steigerung der Abwehr gegen die Infektionserreger
W 1 (Allium cp)
W 2 (Tanacetum cp)
K 5 (Vincetoxicum cp)
K 4 (Clematis cp)

Gewebsschwäche der Frauenorgane
G 1 (Caulophyllum cp)

bei hartnäckigem Ausfluß
G 4 (Symphytum cp)

bei chronischer fortschreitender Erkrankung und Entartung des Gewebes
G 5 (Conium cp)

auf Schleimhaut, Drüsen und Lymphsystem einwirkend
G 11 (Rhus toxicodendron cp)

bei chronischer entzündlicher Erkrankung der Schleimhaut und Drüsen
G 3 (Mezereum cp)

bei Entzündung und Schwäche des Lymphapparates
Lf 1 (Echinacea cp)

bei gleichzeitiger Entzündung der Blase
St 2 (Lycopodium cp)

bei Schwäche und krankhafter Reizbarkeit des Geschlechtsnervensystems
St 3 (Scrophularia cp)

bei Erkrankung der Schleimhäute von Scheide und Harnblase

St 4 (Sarsaparilla cp)

bei akuter Entzündung

Capsella cp Fluid (Fluid blau) zu Spülungen

bei eitrigem Ausfluß

Populus cp Fluid (Fluid grün) zu Spülungen

F

Rezeptbeispiele

bei akuter fieberhafter Entzündung

Rp. G 12 (Sanguinaria cp)
St 9 (Nasturtium cp)
Viscum album cp Fluid (Fluid weiß)
Populus cp Fluid (Fluid grün)
Sambucus cp Fluid (Fluid gelb)
S. je 10 Kügelchen und Tropfen in 1/4 Liter Wasser tagsüber schluckweise trinken

bei chronischem eitrigem Fluor

Rp. G 11 (Rhus toxicodendron cp)
K 5 (Vinca minor cp)
Populus cp Fluid (Fluid grün)
S. 3 mal täglich je 5 Kügelchen und Tropfen

bei gleichzeitiger Blasenentzündung

Rp. St 4 (Sarsaparilla cp)
S. 3 mal 10 Kügelchen
G 12 (Sanguinaria cp)
K 4 (Clematis cp)
S. je 10 Kügelchen in 1/8 Liter Wasser lösen und schlückchenweise trinken

Fortsetzung Seite 122

zu Spülungen
Rp. Capsella cp Fluid (Fluid blau)
S. 1 Kaffeelöffel in ¼ Liter Wasser

bei eitrigem Ausfluß
Rp. Populus cp Fluid (Fluid grün)
S. 1 Kaffeelöffel in ¼ Liter Wasser

Rp. G 3 (Mezereum cp)
St 3 (Scrophularia cp)
S. je 10 Kügelchen obigen Spülungen zusetzen
Einreibungen mit Populus cp Salbe (Salbe grün)
am Unterbauch und in den Schenkelbeugen

Folliculitis barbae (Bartflechte)

gegen Erkrankungen der Haut und des Unterhautzellgewebes, Eiterungen
St 5 (Berberis cp)
G 5 (Conium cp)

zur Steigerung der Infektabwehr
St 10 (Centaurium cp)
W 1 (Allium cp)

zur Anregung aller Stoffwechsel- und Ausscheidungsvorgänge
G 11 (Rhus toxicodendron cp)

bei chronischer Bartflechte
K 3 (Phytolacca cp)

bei infektiöser Hautkrankheit
K 5 (Vinca minor cp)

bei trockener und nässender Flechte, chronischem Ausschlag
St 3 (Scrophularia cp)
Lf 1 (Echinacea cp)

bei nässender und eiternder Bartflechte
Populus cp Fluid (Fluid grün) – äußerliche Anwendung

bei Juckreiz
Sambucus cp Fluid (Fluid gelb) – äußerliche Anwendung

zur Hautpflege
Arnica cp Hautwasser

F

Rezeptbeispiel

Rp. St 10 (Centaurium cp) (5 Kügelchen)
W 1 (Allium cp) (5 Kügelchen)
K 5 (Vinca minor cp) (20 Kügelchen)
Populus cp Fluid (Fluid grün) (10 Tropfen)
Sambucus cp Fluid (Fluid gelb) (10 Tropfen)
S. zusammen in 1/8 Liter Wasser lösen und tagsüber schluckweise trinken

zur äußerlichen Behandlung
Rp. G 11 (Rhus toxicodendron cp)
Populus cp Fluid (Fluid grün)
S. 50 Kügelchen und 20 Tropfen in ½ Liter warmen Wasser lösen und zu lauen Waschungen verwenden
K 3 (Phytolacca cp)
St 5 (Berberis cp)
Populus cp Fluid (Fluid grün)
S. je 30 Kügelchen und 30 Tropfen in 1 Eßlöffel Wasser lösen und mit 90 g 45 %-Äthanol vermengen. Damit nach den Waschungen einreiben

Furunkulose

zur Anregung aller Stoffwechsel- und Ausscheidungsvorgänge

G 11 (Rhus toxicodendron cp)

zur Stärkung der lymphatischen Abwehrfunktion

Lf 1 (Echinacea cp)

zur Ausscheidung von Stoffwechselgiften

W 1 (Allium cp)

bei Drüsen- und Zellgewebsstörung der Haut, Eiterungen

G 5 (Conium cp)
St 5 (Berberis cp)
G 7 (Millefolium cp)

bei chronischer Hauterkrankung

K 3 (Phytolacca cp)

bei Hauteiterungen

K 4 (Clematis cp)
Populus cp Fluid (Fluid grün)

Rezeptbeispiel

Rp. G 11 (Rhus toxicodendron cp)
K 4 (Clematis cp)
Populus cp Fluid (Fluid grün)
S. je 10 Kügelchen und Tropfen in 1/8 Liter Wasser lösen und tagsüber schluckweise trinken

zur äußerlichen Behandlung

Rp. G 11 (Rhus toxicodendron cp)
Populus cp Fluid (Fluid grün)
S. 30 Kügelchen und Tropfen in 1/8 Liter Wasser lösen, zu heißen Umschlägen

Rp. Populus cp Salbe (Salbe grün)

Fußschweiß

Rezeptbeispiele

Rp. Lf 2 (Abrotanum cp)
S. 3 mal 5 Kügelchen einnehmen

Rp. G 7 (Millefolium cp)
St 5 (Berberis cp)
Viscum album cp Fluid (Fluid weiß)
S. je 30 Kügelchen und 1 Teelöffel in 1 Liter Wasser zu lauen Fußbädern

Rp. Ad 2 (Hamamelis cp)
St 5 (Berberis cp)
G 3 (Mezereum cp)
S. je 10 Kügelchen in 1 Eßlöffel Wasser lösen und mit 90 g 45 %-Äthanol vermischen, zu Einreibungen oder
Arnica cp Hautwasser
unverdünnt einreiben oder zu Fußbädern 40 Tropfen je 1 Liter Wasser

F

Gangrän

zur Anregung aller Stoffwechsel- und Ausscheidungsvorgänge
G 11 (Rhus toxicodendron cp)

zur Ausscheidung von Stoffwechselgiften
W 1 (Allium cp)

bei chronischen Entzündungen und Geschwüren
G 7 (Millefolium cp)

zur Kräftigung der lymphatischen Abwehrfunktion
Lf 1 (Echinacea cp)

bei Funktionsstörungen im Stoffwechselbereich
St 9 (Nasturtium cp)

Rezeptbeispiel

Rp. Populus cp Fluid (Fluid grün)
G 11 (Rhus toxicodendron cp)
St 9 (Nasturtium cp)
S. 3 mal täglich 5 Kügelchen und 5 Tropfen

äußerlich:
Rp. G 7 (Millefolium cp)
Populus cp Fluid (Fluid grün)
S. 20 Kügelchen und 20 Tropfen in ¼ Liter Wasser zu feuchten Verbänden (falls angezeigt)

Gastritis (Magenkatarrh)

Rezeptbeispiele

bei Magenbeschwerden allgemein, insbesondere auch nach falschem oder übermäßigem Essen und Trinken;
bei Alkohol- und Nikotinabusus
Rp. St 1 (Cochlearia cp)
S. 3 mal täglich 5 Kügelchen

bei akuter Magenschleimhautentzündung
Rp. G 12 (Sanguinaria cp)
Capsella cp Fluid (Fluid blau)
S. 2 Tropfen und 10 Kügelchen in 1/8 Liter Wasser tagsüber schluckweise trinken

bei nervöser Gastritis, krampfartigem Schmerz
Rp. St 10 (Centaurium cp)
Sambucus cp Fluid (Fluid gelb)
S. 3 mal täglich 5–10 Kügelchen und 5–10 Tropfen in 1 Eßlöffel Wasser

bei chronischer Gastritis
Rp. G 16 (Nux vomica cp)
Lf 2 (Abrotanum cp)
Viscum album cp Fluid (Fluid weiß)
Populus cp Fluid (Fluid grün)
Sambucus cp Fluid (Fluid gelb)
S. 3 mal täglich je 5 Kügelchen und Tropfen

Fortsetzung Seite 128

bei infektiöser Genese
Rp. St 10 (Centaurium cp)
W 1 (Allium cp)
S. 5 mal täglich je 5 Kügelchen

äußerlich einreiben:
bei krampfartigen Schmerzen Sambucus cp Salbe (Salbe gelb)

bei chronischer Entzündung
Rp. Populus cp Salbe (Salbe grün)

Gastro-Enteritis (akuter Brechdurchfall)

bei akut fieberhafter Erkrankung
Ad 1 D 10 (Avena cp D 10)
St 7 (Malva cp)
G 12 (Sanguinaria cp)

bei Infektion mit Bakterien und Parasiten
W 1 (Allium cp)

bei neurovegetativer Störung des Darms
Fb 1 (Aconitum cp)

bei Entzündung des Darms zur Hemmung übermäßiger Sekretion
St 3 (Scrophularia cp)
G 3 (Mezereum cp)

bei infektiöser Erkrankung der Darmschleimhaut
K 5 (Vinca minor cp)

bei Erbrechen und krampfartigen Beschwerden
St 1 (Cochlearia cp)
St 10 (Centaurium cp)

bei Blutbeimengung
Capsella cp Fluid (Fluid blau)

bei Darmkoliken
Sambucus cp Fluid (Fluid gelb)

Rezeptbeispiel

Rp. St 1 (Cochlearia cp)
Fb 1 D 10 (Aconitum cp D 10)
G 3 (Mezereum cp)
S. je 6 Kügelchen 3–4 mal täglich
W 1 (Allium cp)
S. abends 6–8 Kügelchen

Gicht (Arthritis urica, Harnsaure Diathese)

bei gallertiger Ablagerung in den Geweben
G 2 (Equisetum cp)

bei gichtigen Gelenkveränderungen
G 4 (Symphytum cp)

bei Muskel- und Gelenkerkrankung
G 5 (Conium cp)

bei Gicht in fortgeschrittener Form
G 6 (Vincetoxicum cp)

bei harnsaurer Diathese
G 11 (Rhus toxicodendron cp)

zur Ausscheidung der harnsauren Ablagerungen
St 5 (Berberis cp)
St 6 (Solidago cp)

bei gichtigen Schmerzen
Viscum album cp Fluid (Fluid weiß)
Rhododendron cp Fluid (Fluid rot)

bei akuter Entzündung
Fb 1 D 10 (Aconitum cp D 10)
Ad 1 D 10 (Avena cp D 10)
Capsella cp Fluid (Fluid blau)

Rezeptbeispiele

Zur Dauerbehandlung
Rp. G 11 (Rhus toxicodendron cp)
Fb 1 (Aconitum cp)
S. 3 mal täglich je 5 Kügelchen im wöchentlichen Wechsel mit

Rp. G 6 (Vincetoxicum cp)
St 6 (Solidago cp)
S. 3 mal täglich je 5 Kügelchen

beim akuten Gichtanfall
Rp. Fb 1 D 10 (Aconitum cp D 10)
Ad 1 D 10 (Avena cp D 10)
Viscum album cp Fluid (Fluid weiß)
S. je 10 Kügelchen und Tropfen in 1/8 Liter Wasser tagsüber schluckweise trinken

zur äußerlichen Behandlung
Rp. Ad 1 D 10 (Avena cp D 10)
Fb 2 (Cinchona cp)
Capsella cp Fluid (Fluid blau)
S. je 20 Kügelchen und Tropfen in 1/4 Liter Wasser zu Umschlägen

Gingivitis (Zahnfleischentzündung)

bei akuter Entzündung
G 13 (Ailanthus cp)
Fb 2 (Cinchona cp)

bei gleichzeitiger Temperaturerhöhung
G 14 (Belladonna cp)

bei Blutungsneigung
Capsella cp Fluid (Fluid blau)

bei eitrigen Belägen
Populus cp Fluid (Fluid grün)

bei Schwellung der Lymphdrüsen
Lf 2 (Abrotanum cp)

bei chronischer Entzündung infolge Stoffwechselstörung
G 11 (Rhus toxicodendron cp)

Rezeptbeispiel

zu Mundspülungen
Rp. Capsella cp Fluid (Fluid blau)
oder Populus cp Fluid (Fluid grün)
G 13 (Ailanthus cp)
Fb 2 (Cinchona cp)
Lf 2 (Echinacea cp)
S. je 10 Tropfen und je 10 Kügelchen in 1/8 Liter Wasser, alle 2 Stunden spülen, auf besonders befallene Stellen Wattestückchen auflegen, die mit Capsella cp Fluid (Fluid blau) bzw. Populus cp Fluid (Fluid grün) getränkt sind

Glaskörpertrübung

Zur innerlichen Unterstützungsbehandlung

Rezeptbeispiele

bei entzündlicher Ursache
Rp. Fb 1 D 4 (Aconitum cp D 4)
G 12 (Sanguinaria cp)
St 12 (Euphrasia cp)
S. 3 mal täglich je 5 Kügelchen

infolge Netzhautblutung
Rp. Capsella cp Fluid (Fluid blau)
Ad 1 D 10 (Avena cp D 10)
S. 3 Tropfen und 10 Kügelchen in 1/8 Liter Wasser tagsüber schluckweise trinken

Glaukom (grüner Star)

Rezeptbeispiele

im chronischen Stadium zur Unterstützungsbehandlung

Rp. Ad 1 D 10 (Avena cp D 10)
G 2 (Equisetum cp)
St 2 (Lycopodium cp)
S. je 5 Kügelchen in ¼ Liter Wasser auflösen und davon alle Stunde 1 Schluck nehmen

zur äußerlichen Behandlung

Rp. Capsella cp Fluid (Fluid blau) im täglichen Wechsel mit Populus cp Fluid (Fluid grün) am oberen und unteren Augenlid, Stirne, Schläfen und Nacken einstreichen

bei Schmerzen

Rp. Viscum album cp Fluid (Fluid weiß) oder Viscum album cp Salbe (Salbe weiß)
S. Läppchen damit tränken bzw. bestreichen und auf das geschlossene Auge auflegen

Glossitis (Zungenentzündung)

bei Entzündung auf infektiöser Basis
G 13 (Ailanthus cp)
G 14 (Belladonna cp)
K 5 (Vinca minor cp)

bei akuter Entzündung
Ad 1 D 10 (Avena cp D 10)
G 12 (Sanguinaria cp)
Capsella cp Fluid (Fluid blau)

bei chronischer Entzündung, starkem Belag
G 7 (Millefolium cp)
Populus cp Fluid (Fluid grün)

Rezeptbeispiel

Rp. G 14 (Belladonna cp)
Populus cp Fluid (Fluid grün)
S. je 10 Kügelchen bzw. Tropfen auf 1/4 Liter Wasser zum Spülen des Mundes

Gravidität (Schwangerschaft)

siehe auch **Hyperemesis gravidarum**
Eklampsie
Wehenanomalie

zur Kräftigung der weiblichen Genitalorgane und Unterstützung des fötalen Gewebeaufbaues
G 1 (Caulophyllum cp)

zur Anregung des Stoffwechsels und der Blut- und Lymphbildung
Lf 2 (Abrotanum cp)

zur Blutbildung bei allgemeiner Schwäche
Ad 3 (Hydrastis cp)

bei Funktionsschwäche innerer Organe, bei nervös-psychischen Störungen
St 9 (Nasturtium cp)
St 10 (Centaurium cp)

bei Stase im venösen Kreislauf, Varizen, Hämorrhoiden
Ad 2 (Hamamelis cp)

bei Übelkeit und Erbrechen der Schwangeren
St 11 (Lobelia cp)
Viscum album cp Fluid (Fluid weiß)

Rezeptbeispiel

in den ersten Monaten
Rp. St 11 (Lobelia cp)
S. 6–8 Kügelchen morgens
Ad 3 (Hydrastis cp)
G 1 (Caulophyllum cp)

St 9 (Nasturtium cp)
S. 3 mal täglich je 5 Kügelchen zusammen

ab 6. Monat
Rp. Ad 3 (Hydrastis cp)
G 1 (Caulophyllum cp)
St 10 (Centaurium cp)
S. 3 mal täglich je 5 Kügelchen zusammen

im 9. Monat
Rp. Ad 3 (Hydrastis cp)
G 1 (Caulophyllum cp)
St 10 (Centaurium cp)
S. 3 mal täglich je 10 Kügelchen zusammen

während der Entbindung
Rp. G 1 (Caulophyllum cp)
S. 10–15 Kügelchen in ⅛ Liter Wasser alle 5 Minuten einen Schluck trinken.
Rhododendron cp Fluid (Fluid rot)
S. äußerlich in Wehenpausen

Hämatom (Bluterguß)

Rezeptbeispiel

nach Schlag, Stoß, Quetschung, Verstauchung

Rp. Capsella cp Fluid (Fluid blau)
S. 2 Tropfen in 1/8 Liter Wasser tagsüber schluckweise trinken
Kompressen mit unverdünntem Capsella cp Fluid (Fluid blau) oder Salbenverbände mit Capsella cp Salbe (Salbe blau)

Hämoptoe (Bluthusten)

bei arteriellen Blutungen
Ad 1 D 10 (Avena cp D 10)

bei venösen Blutungen
Ad 2 (Hamamelis cp)

auf die Atmungsorgane einwirkend
Br 1 (Adiantum cp)

bei Bluthusten
Capsella cp Fluid (Fluid blau)

H

Rezeptbeispiel

Rp. Ad 1 D 10 (Avena cp D 10)
S. halbstündlich 2 Kügelchen im Wechsel mit
Ad 2 (Hamamelis cp)
S. halbstündlich 2 Kügelchen
Br 1 (Adiantum cp)
Capsella cp Fluid (Fluid blau)
S. 20 Kügelchen und 2 Tropfen in ¼ Liter Wasser
tagsüber schluckweise trinken

Hämorrhoiden

bei Venenerkrankungen, Hämorrhoiden
Ad 2 (Hamamelis cp)

zur Darmreinigung und Einwirkung auf die vegetativen Nerven des Darmes
W 1 (Allium cp)

bei Erkrankungen der Darmschleimhaut, Hämorrhoiden
G 2 (Equisetum cp)

bei Erkrankung und Schwäche des Venensystems
G 5 (Conium cp)

bei Venenstauung, Hämorrhoiden
G 7 (Millefolium cp) (hauptsächlich äußere Anwendung)

zur Beeinflussung des Lymphsystems bei Entzündung und Schwellung der Schleimhäute
Lf 1 (Echinacea cp)

bei Stuhlträgheit
St 2 (Lycopodium cp)

bei Funktionsstörungen im Magen-Darmbereich
St 9 (Nasturtium cp)

bei Neigung zu Blutungen und Entzündungen
Capsella cp Fluid (Fluid blau)

bei Hämorrhoiden, Krampfadern, Blutungen aus Venen, chronischen Entzündungen
Populus cp Fluid (Fluid grün)

Rezeptbeispiele

Rp. Capsella cp Fluid (Fluid blau)
S. morgens 1 Tropfen in 1 Eßlöffel Wasser
Lf 1 (Echinacea cp)

G 7 (Millefolium cp)
St 9 (Nasturtium cp)
S. 3 mal täglich je 5 Kügelchen
W 1 (Allium cp)
S. abends 5 Kügelchen

oder bei hartnäckiger Verstopfung
Rp. St 2 (Lycopodium cp)
G 2 (Equisetum cp)
Lf 1 (Echinacea cp)
S. 3 mal täglich 5 Kügelchen
W 1 (Allium cp)
Populus cp Fluid (Fluid grün)
S. abends 5 Kügelchen und 10 Tropfen

zur äußerlichen Behandlung
Rp. G 7 (Millefolium cp)
Populus cp Fluid (Fluid grün)
bzw. Capsella cp Fluid (Fluid blau) bei Blutungsneigung
S. 20 Kügelchen und Tropfen in 1 Liter Wasser zu lauen Spülungen
Populus cp Hämorrhoidal Salbe (Hämorrhoidalsalbe grün) bzw.
Populus cp Hämorrhoidal Zäpfchen (Hämorrhoidalzäpfchen grün)
S. nach dem Stuhlgang und abends einstreichen bzw. einführen
Bei Blutungsneigung ebenso mit Capsella cp Hämorrhoidal Salbe (Hämorrhoidalsalbe blau) bzw. Capsella cp Hämorrhoidal Zäpfchen (Hämorrhoidalzäpfchen blau) verfahren.

Hepatitis (Leberentzündung)

zur unterstützenden Behandlung

bei akuter Entzündung, Fieber
Ad 1 D 10 (Avena cp D 10)
Fb 1 D 10 (Aconitum cp D 10)

auf die Leber wirkend
St 5 (Berberis cp)

bei Funktionsschwäche der Leber
St 9 (Nasturtium cp)

bei schweren Ernährungs- und Stoffwechselerkrankungen infolge gestörter Leberfunktion
G 8 (Chelidonium cp)

entspannend auf das vegetative Nervensystem, krampflösend, juckreizstillend bei Gelbsucht
Sambucus cp Fluid (Fluid gelb)

Rezeptbeispiel

Rp. G 8 (Chelidonium cp)
St 9 (Nasturtium cp)
Sambucus cp Fluid (Fluid gelb)
S. 3 mal täglich je 5 Kügelchen und Tropfen

Sambucus cp Salbe (Salbe gelb)
S. Lebergegend einreiben

Hernien (Eingeweidebrüche)

zur besseren Gewebsdurchblutung
Ad 1 (Avena cp)

zur Anregung der nervalen Bindegewebsversorgung
Fb 1 (Aconitum cp)

bei Schwäche des elastischen Gewebes, bei Bruchanlagen
G 15 (Condurango cp)

bei Gewebsschwäche und Atrophie
Rhododendron cp Fluid (Fluid rot) bzw.
Rhododendron cp Salbe (Salbe rot)

Rezeptbeispiel

Rp. Ad 1 (Avena cp)
Fb 1 (Aconitum cp)
G 15 (Condurango cp)
S. je 10 Kügelchen in 1/8 Liter Wasser tagsüber schluckweise trinken

zur äußerlichen Behandlung
Rp. Nach kunstgerechter Reposition Bruchpforte mit Salbenverband versehen, der mit Rhododendron cp Salbe (Salbe rot) beschickt ist und mittels Heftpflaster fixiert wird. Auch unter der Pelotte eines Bruchbandes stets Salbenläppchen mit Rhododendron cp Salbe (Salbe rot) legen

Herpes simplex (Bläschenausschlag)

zur Ausscheidung von Stoffwechselgiften und Bakterien
W 1 (Allium cp)

auf das periphere und vegetative Nervensystem einwirkend
Fb 1 (Aconitum cp)
Viscum album cp Fluid (Fluid weiß)
Fb 2 (Cinchona cp) zur äußerlichen Anwendung

bei Veränderung des Haut- und Unterhautzellgewebes, Eiterbildung
St 5 (Berberis cp)
G 3 (Mezereum cp)

bei Hautausschlägen
G 5 (Conium cp)
K 3 (Phytolacca cp)
St 3 (Scrophularia cp)

bei Juckreiz, Ausschlägen
Sambucus cp Fluid (Fluid gelb)

bei Eiterung
Populus cp Fluid (Fluid grün)

Rezeptbeispiel

Rp. G 3 (Mezereum cp)
Fb 1 (Aconitum cp)
St 3 (Scrophularia cp)
S. 3 mal täglich vor den Mahlzeiten je 5 Kügelchen
W 1 (Allium cp)
S. abends 5 Kügelchen

zur äußerlichen Behandlung
Rp. S. Sambucus cp Fluid (Fluid gelb)
S. Stellen betupfen
bei Eiterung
Populus cp Fluid (Fluid grün) bzw.
Populus cp Salbe (Salbe grün)

Herpes zoster (Gürtelrose)

bei Ausschlägen
St 3 (Scrophularia cp)
St 5 (Berberis cp)
G 3 (Mezereum cp)

auf die gestörten Nerven einwirkend
Fb 1 (Aconitum cp)

bei Schwäche
Ad 3 (Hydrastis cp)

bei schmerzenden und juckenden Hautausschlägen
Sambucus cp Fluid (Fluid gelb)

bei Eiterung
Populus cp Fluid (Fluid grün) bzw.
Populus cp Salbe (Salbe grün)

Rezeptbeispiel

Rp. G 3 (Mezereum cp)
St 3 (Scrophularia cp)
S. 3 mal täglich je 5 Kügelchen
Fb 1 D 10 (Aconitum cp D 10)
Sambucus cp Fluid (Fluid gelb)
S. 5 Kügelchen und 10 Tropfen in 1/8 Liter Wasser tagsüber schluckweise trinken. Bei Eiterung anstelle von Sambucus cp Fluid (Fluid gelb) Populus cp Fluid (Fluid grün) nehmen

äußerlich zu Salbenverbänden:
Rp. Sambucus cp Salbe (Salbe gelb) bzw.
Populus cp Salbe (Salbe grün)

Herzinsuffizienz

zur Steigerung der Herzkraft und zur Beeinflussung des arteriellen Teiles des Blutkreislaufes
Ad 1 (Avena cp)

zur Beeinflussung des Herzens und des venösen Teiles des Blutkreislaufes
Ad 2 (Hamamelis cp)

zur Regulierung von Schlagkraft und Schlagzahl des Herzens
Fb 1 (Aconitum cp)

bei Gewebsveränderung
G 1 (Caulophyllum cp)

bei Erkrankung des Herzens
G 5 (Conium cp)

zur Tonisierung von Herz- und Kreislauf
Capsella cp Fluid (Fluid blau)

Rezeptbeispiel

Rp. Capsella cp Fluid (Fluid blau)
S. 3 mal täglich 10 Tropfen
G 5 (Conium cp)
Ad 1 (Avena cp)
Fb 1 (Aconitum cp)
S. 2 stündlich je 2 Kügelchen

zur äußerlichen Behandlung
Rp. Capsella cp Fluid (Fluid blau) oder
Capsella cp Salbe (Salbe blau)
S. Herzgegend einreiben

Heufieber
Heuschnupfen

zur Regulierung des vegetativen Nervensystems
St 10 (Centaurium cp)
Fb 2 (Cinchona cp)

bei akuter Schleimhautentzündung
Ad 1 D 10 (Avena cp D 10)
Fb 1 D 10 (Aconitum cp D 10)

bei zu starker Schleimhautsekretion
St 3 (Scrophularia cp)

zur Unterstützung des Stoffwechselsystems
St 1 (Cochlearia cp)

zur Stärkung der lymphatischen Funktionen
Lf 1 (Echinacea cp)

bei Schleimhautentzündung
Populus cp Fluid (Fluid grün)

Rezeptbeispiele

vorbeugend
Rp. St 10 (Centaurium cp)
S. über den Tag verteilt 20 Kügelchen

bei Ausbruch des Heuschnupfens
Rp. Ad 1 D 10 (Avena cp D 10)
Fb 1 D 10 (Aconitum cp D 10)
St 1 (Cochlearia cp)
Lf 1 (Echinacea cp)
S. ½–1 stündlich je 2 Kügelchen

äußerlich:

Rp. St 3 (Scrophularia cp)
Fb 2 (Cinchona cp)
Populus cp Fluid (Fluid grün)
S. je 20 Kügelchen und Tropfen in 1/4 Liter Wasser zu lauen Nasenspülungen und zum Gurgeln.
Oft wirkt Viscum album cp Fluid (Fluid weiß) im akuten Stadium besser als Populus cp Fluid (Fluid grün)

Hornhauterkrankung

Rezeptbeispiel

Rp. Ad 1 D 10 (Avena cp D 10)
Fb 1 D 10 (Aconitum cp D 10)
G 3 (Mezereum cp)
S. je 5 Kügelchen in 1/8 Liter Wasser lösen und tagsüber schluckweise trinken

St 12 (Euphrasia cp)
S. 3 mal täglich 5 Kügelchen

zur äußerlichen Behandlung

Rp. G 3 (Mezereum cp)
St 12 (Euphrasia cp)
Populus cp Fluid (Fluid grün)
S. je 5 Kügelchen und 3 Tropfen in 1/8 Liter Wasser zu lauen Augenbädern

Hyperacidität
(Überschüssige Magensäure, Sodbrennen)

als Magenmittel

St 1 (Cochlearia cp)

bei nervösen Störungen des Magen- und Darmkanals

St 9 (Nasturtium cp)
St 10 (Centaurium cp)
G 8 (Chelidonium cp)

bei Entzündung der Magenschleimhaut

Populus cp Fluid (Fluid grün)

zur Einwirkung auf die sekretionsregulierenden Nerven der Magendrüsen

Fb 1 (Aconitum cp)
St 2 (Lycopodium cp)

bei Schleimhaut- und Gewebsveränderungen im Bereich des Magens

G 15 (Condurango cp)
G 16 (Nux vomica cp)

Rezeptbeispiel

Rp. St 1 (Cochlearia cp)
S. 3 mal täglich 10 Kügelchen
Manchmal sind St 2 (Lycopodium cp), St 9 (Nasturtium cp) oder St 10 (Centaurium cp) noch wirksamer

Hyperemesis gravidarum
(Schwangerschaftserbrechen)

bei Übelkeit und Erbrechen der Schwangeren
St 11 (Lobelia cp)

zur Beruhigung bei Erbrechen
Viscum album cp Fluid (Fluid weiß)
Sambucus cp Fluid (Fluid gelb)

Rezeptbeispiele

vorbeugend
Rp. St 11 (Lobelia cp) 10 Kügelchen
Viscum album cp Fluid (Fluid weiß) 10 Tropfen
Sambucus cp Fluid (Fluid gelb) 2 Tropfen
S. mehrmals täglich zusammen in 1 Eßlöffel Wasser einnehmen

bei Brechreiz und unmittelbar nach dem Erbrechen
Rp. St 11 (Lobelia cp)
S. 10 Kügelchen auf der Zunge zergehen lassen

Hypertonie (Bluthochdruck)

zur Senkung des Blutdruckes, bei arteriellen Kongestionen, Schwindel, Ohrensausen

Ad 1 D 10 (Avena cp D 10)

zur Entspannung des vegetativen Nervensystems und der Gefäßnerven

Fb 1 D 10 (Aconitum cp D 10)

bei Arteriosklerose, besonders der Nierenarterien, Schrumpfniere

G 6 (Vincetoxicum cp)
St 6 (Solidago cp)

bei Hypertonie

Capsella cp Fluid (Fluid blau)

bei nervösem Hochdruck

Viscum album cp Fluid (Fluid weiß)

Rezeptbeispiel

Rp. St 6 (Solidago cp)
G 6 (Vincetoxicum cp)
Ad 1 D 10 (Avena cp D 10)
Fb 1 D 10 (Aconitum cp D 10)
Capsella cp Fluid (Fluid blau)
S. je 10 Kügelchen und 3 Tropfen in 1/4 Liter Wasser tagsüber schluckweise trinken,
anstelle von Capsella cp Fluid (Fluid blau) kommen auch 10 Tropfen Viscum album cp Fluid (Fluid weiß) in Frage

äußerlich:
Rp. Capsella cp Fluid (Fluid blau)

> oder (vor allem abends) Viscum album cp Fluid (Fluid weiß)
> S. einreiben in der Herzgegend und an Stirne, Schläfen und hinter den Ohren

Hypotonie (Blutunterdruck)

zur Blutdruckerhöhung
Ad 1 (Avena cp)

zur Regulierung der Füllung der Blutgefäße und Verteilung des Blutes
Fb 1 (Aconitum cp)

zur Kräftigung und Belebung des gesamten Nervensystems
Viscum album cp Fluid (Fluid weiß)
St 10 (Centaurium cp)

zur Tonisierung der arteriellen Gefäße
Capsella cp Fluid (Fluid blau)

als Tonikum bei Schwächezuständen
Rhododendron cp Fluid (Fluid rot)

> **Rezeptbeispiel**
>
> Rp. Capsella cp Fluid (Fluid blau)
> Rhododendron cp Fluid (Fluid rot)
> Viscum album cp Fluid (Fluid weiß)
> S. morgens und mittags je 10 Tropfen
> abends je 5 Tropfen in 1 Eßlöffel Wasser
> St 10 (Centaurium cp)
> S. 5 mal täglich 10 Kügelchen

Fortsetzung Seite 154

Rp. Capsella cp Fluid Ampullen
S. 1–2 mal täglich 1 Ampulle subkutan

äußerlich:
Rp. Capsella cp Fluid (Fluid blau) oder
Capsella cp Salbe (Salbe blau)
S. Herzgegend, Stirn, Schläfen und hinter den Ohren einreiben

Ikterus (Gelbsucht)

Grundkrankheit behandeln!

zur symptomatischen Behandlung kommen in Frage:

bei Hautjucken

Fb 2 (Cinchona cp) zur äußeren Anwendung
Sambucus cp Fluid (Fluid gelb) zur äußeren Anwendung

Rezeptbeispiele

zu Umschlägen auf die Lebergegend

Rp. Fb 2 (Cinchona cp)
G 2 (Equisetum cp)
St 2 (Lycopodium cp)
Populus cp Fluid (Fluid grün)
S. je 20 Kügelchen und Tropfen in 1 Liter Wasser

zu Vollbädern

Rp. Fb 2 (Cinchona cp)
G 7 (Millefolium cp)
Populus cp Fluid (Fluid grün)
Sambucus cp Fluid (Fluid gelb)
S. je 50 Kügelchen und je 1 Eßlöffel Fluide

zum Einreiben

Rp. Sambucus cp Fluid (Fluid gelb)
S. 1:5 mit Wasser verdünnt einreiben

Rp. Sambucus cp Salbe (Salbe gelb)

Impetigo contagiosa (Eiterflechte)

bei Eiterung zur Blutregeneration
Ad 3 (Hydrastis cp)

auf das periphere und vegetative Nervensystem einwirkend
Fb 1 (Aconitum cp)
Fb 2 (Cinchona cp) zur äußeren Anwendung

bei Hautausschlägen
G 5 (Conium cp)
G 1 (Caulophyllum cp)
St 5 (Berberis cp)
G 3 (Mezereum cp)
G 11 (Rhus toxicodendron cp)

bei hartnäckiger Flechte
K 3 (Phytolacca cp)
K 5 (Vinca minor cp)

bei trockener und nässender Flechte
St 3 (Scrophularia cp)
Lf 1 (Echinacea cp)

bei juckender Flechte und Ausschlägen
Sambucus cp Fluid (Fluid gelb)

bei Schmerzen
Viscum album cp Fluid (Fluid weiß)

bei Eiterung
Populus cp Fluid (Fluid grün)

Rezeptbeispiele

Rp. G 11 (Rhus toxicodendron cp)
Sambucus cp Fluid (Fluid gelb)
Populus cp Fluid (Fluid grün)

S. 3 mal täglich 5 Kügelchen und je 10 Tropfen in 1 Eßlöffel Wasser

äußerlich:
K 3 (Phytolacca cp)
St 5 (Berberis cp)
Fb 2 (Cinchona cp)
Viscum album cp Fluid (Fluid weiß)
S. je 20 Kügelchen und 20–30 Tropfen auf 1 Liter Wasser (laue Abwaschungen, eintrocknen lassen)
anstelle von Viscum album cp Fluid (Fluid weiß)
bei Eiterung Populus cp Fluid (Fluid grün)
bei Juckreiz Sambucus cp Fluid (Fluid gelb) verwenden,
anschließend Salbenverbände mit den entsprechenden Salben

Impotenz

zur allgemeinen Kräftigung
Ad 3 (Hydrastis cp)

zur Einwirkung auf das Rückenmark und Geschlechtsnervensystem
Fb 1 (Aconitum cp)
Fb 2 (Cinchona cp) zur äußeren Anwendung

zur Einwirkung auf Drüsen und Geschlechtsorgane
G 1 (Caulophyllum cp)

bei Neurasthenikern, dämpfend auf die Geschlechtsnerven einwirkend
St 3 (Scrophularia cp)

bei Impotenz, zur Anregung des Nervensystems
Rhododendron cp Fluid (Fluid rot)

bei nervöser Schwäche, Erschöpfungszuständen
Viscum album cp Fluid (Fluid weiß)

Rezeptbeispiele

bei Impotenz aus Schwäche
Rp. Lf 2 (Abrotanum cp)
Fb 1 (Aconitum cp)
G 1 (Caulophyllum cp)
S. je 5 Kügelchen 3 mal täglich
Viscum album cp Fluid (Fluid weiß)
Capsella cp Fluid (Fluid blau)
Rhododendron cp Fluid (Fluid rot)
S. je 10 Tropfen in 1/8 Liter Wasser lösen und tagsüber schluckweise trinken

äußerlich:

Rp. Rhododendron cp Fluid (Fluid rot)
S. früh und mittags Wirbelsäule, Weichen, Kreuz, Stirne, Schläfen und hinter den Ohren einreiben
Viscum album cp Fluid (Fluid weiß)
S. abends die gleichen Stellen einreiben
zu lauen Sitzbädern 1 Eßlöffel Rhododendron cp Fluid (Fluid rot)

bei Impotenz aus Übererregbarkeit

Rp. St 10 (Centaurium cp)
Viscum album cp Fluid (Fluid weiß)
Capsella cp Fluid (Fluid blau)
S. 5 Kügelchen und je 3 Tropfen in 1/8 Liter Wasser lösen und tagsüber schluckweise trinken

äußerlich:

die oben angegebenen Stellen abends mit Viscum album cp Fluid (Fluid weiß) oder Sambucus cp Fluid (Fluid gelb) einreiben.
Zu lauen Sitzbädern 1 Eßlöffel Viscum album cp Fluid (Fluid weiß)

Influenza (Grippe, grippaler Infekt)

bei akuter, entzündlicher, fieberhafter, infektiöser Erkrankung

Ad 1 D 10 (Avena cp D 10)
Fb 1 D 10 (Aconitum cp D 10)
St 10 (Centaurium cp)
W 1 (Allium cp)

bei Husten und Katarrh der oberen Luftwege

Br 1 (Adiantum cp)

Rezeptbeispiele

Rp. St 10 (Centaurium cp)
Br 1 (Adiantum cp)
Viscum album cp Fluid (Fluid weiß)
S. je 20 Kügelchen und Tropfen in 1/8 Liter Wasser 1/4 stündlich einen Schluck nehmen
W 1 (Allium cp)
S. abends 10 Kügelchen

falls der grippale Infekt nach 2–3 Tagen nicht behoben ist:

Rp. Ad 1 D 10 (Avena cp D 10) (2 Kügelchen)
Fb 1 D 10 (Aconitum cp D 10) (2 Kügelchen)
G 1 (Caulophyllum cp) (5 Kügelchen)
St 1 (Cochlearia cp) (5 Kügelchen)
Br 1 (Adiantum cp) (5 Kügelchen)
S. zusammen in 1/8 Liter Wasser lösen und tagsüber schluckweise trinken
St 10 (Centaurium cp)
S. 5 mal täglich 5 Kügelchen

äußerlich:
(bei Kopfschmerzen)
Rp. G 5 (Conium cp)
Viscum album cp Fluid (Fluid weiß)
S. 20 Kügelchen und 20 Tropfen in ½ Liter Wasser zu lauen Umschlägen

Insektenstich

zur Vermeidung von Entzündung und Infektion
St 10 (Centaurium cp)
W 1 (Allium cp)
Capsella cp Fluid (Fluid blau)

bei Schmerzen
Viscum album cp Fluid (Fluid weiß)

bei Juckreiz
Sambucus cp Fluid (Fluid gelb)

bei Eiterung
Populus cp Fluid (Fluid grün)

Rezeptbeispiel

Rp. St 10 (Centaurium cp)
W 1 (Allium cp)
S. stündlich je 5 Kügelchen

äußerlich:
bei frischem Stich:
mehrmals betupfen mit Capsella cp Fluid (Fluid blau)

bei Entzündung
Rp. Capsella cp Fluid (Fluid blau)
S. 1:10 mit Wasser verdünnt zu Umschlägen
Bei Juckreiz anstelle von Capsella cp Fluid (Fluid blau) mit Sambucus cp Fluid (Fluid gelb) betupfen

Iritis (Regenbogenhautentzündung)

bei akuter, entzündlicher Erkrankung
Ad 1 D 10 (Avena cp D 10)
St 12 (Euphrasia cp)
Capsella cp Fluid (Fluid blau)

zur Einwirkung auf Nervensystem und Tränendrüsen
Fb 1 (Aconitum cp)

bei Entzündung mit vermehrter Sekretbildung
G 2 (Equisetum cp)

Rezeptbeispiel

Rp. Ad 1 D 10 (Avena cp D 10)
G 2 (Equisetum cp)
Fb 1 D 10 (Aconitum cp D 10)
K 1 (Thuja cp)
Capsella cp Fluid (Fluid blau)
S. je 2 Kügelchen und 3 Tropfen zusammen in 1/8 Liter Wasser alle 2 Stunden einen Schluck nehmen

Ad 2 (Hamamelis cp)
Capsella cp Fluid (Fluid blau)
S. 10 Kügelchen und Tropfen in 1/4 Liter Wasser, kühle Umschläge auf das erkrankte Auge, bei starken Schmerzen besser Viscum album cp Fluid (Fluid weiß) verwenden

I

Ischias

auf das gesamte Nervensystem einwirkend
Fb 1 (Aconitum cp)

bei Nervenschmerz
Fb 2 (Cinchona cp)
Viscum album cp Fluid (Fluid weiß)
Rhododendron cp Fluid (Fluid rot)

bei rheumatischer Genese
G 11 (Rhus toxicodendron cp)

schmerzlindernd, beruhigend, entspannend
St 10 (Centaurium cp)
Sambucus cp Fluid (Fluid gelb)

Rezeptbeispiele

Rp. G 11 (Rhus toxicodendron cp)
Fb 1 (Aconitum cp)
S. 4 mal täglich je 2 Kügelchen

Nicht selten bewährt sich folgendes Rezept:
Rp. St 10 (Centaurium cp)
W 1 (Allium cp)
Viscum album cp Fluid (Fluid weiß)
S. jede Stunde je 10 Kügelchen und 20 Tropfen zusammen einnehmen

Zu Injektionen täglich 1 Ampulle Rhododendron cp Fluid s.c.

äußerlich:
Rp. Rhododendron cp Fluid (Fluid rot)
Sambucus cp Fluid (Fluid gelb)
S. im Wechsel einreiben

zu Vollbädern
Rp. G 11 (Rhus toxicodendron cp)
Fb 1 (Aconitum cp)
Populus cp Fluid (Fluid grün)
S. je Bad je 50 Kügelchen und 30 Tropfen

Katarakt (grauer Star)

als Augenmittel allgemein
St 12 (Euphrasia cp)

bei Sklerose
St 6 (Solidago cp)
G 6 (Vincetoxicum cp)

bei Ablagerungen in den Geweben
St 2 (Lycopodium cp)
G 2 (Equisetum cp)
G 3 (Mezereum cp)

bei Stoffwechselleiden insbesondere Gicht
G 11 (Rhus toxicodendron cp)

zur besseren Durchblutung
Ad 3 (Hydrastis cp)
Capsella cp Fluid (Fluid blau)
Populus cp Fluid (Fluid grün)

Rezeptbeispiele

Rp. St 6 (Solidago cp)
G 6 (Vincetoxicum cp)
St 12 (Euphrasia cp)
Capsella cp Fluid (Fluid blau)

Fortsetzung Seite 166

S. je 5 Kügelchen und 5 Tropfen in 1/8 Liter Wasser lösen und tagsüber schluckweise trinken
St 2 (Lycopodium cp)
S. 3 mal täglich 5 Kügelchen vor den Mahlzeiten

oft hat sich auch das folgende Rezept bewährt:
Rp. St 12 (Euphrasia cp)
Ad 3 (Hydrastis cp)
G 2 (Equisetum cp)
Fb 1 (Aconitum cp)
Populus cp Fluid (Fluid grün)
S. 3 mal täglich 10 Tropfen und je 5 Kügelchen, evtl. jeden 2. Tag G 2 (Equisetum cp) durch G 11 (Rhus toxicodendron cp) ersetzen

äußerlich:
zu Augenbädern
Rp. 3 mal täglich 5–10 Minuten
St 12 (Euphrasia cp)
St 6 (Solidago cp)
G 6 (Vincetoxicum cp)
Capsella cp Fluid (Fluid blau)
S. je 5 Kügelchen und 3 Tropfen in 1/4 Liter Wasser

im Wechsel mit
Rp. G 3 (Mezereum cp)
St 12 (Euphrasia cp)
Rhododendron cp Fluid (Fluid rot)
S. je 5 Kügelchen und 5 Tropfen in 1/4 Liter Wasser

Klimakterium (Wechseljahrbeschwerden)

bei arteriellen Kongestionen, Hitze im Kopf, Ohrensausen, kalten Händen und Füßen, Wallungen, Schwindel
Ad 1 (Avena cp)

bei Funktionsstörungen im vegetativen Nervensystem, Hitze, Wallungen usw.
Fb 1 (Aconitum cp)

bei allgemeiner Schwäche
Ad 3 (Hydrastis cp)

zur Einwirkung auf Drüsen und Gewebe
G 1 (Caulophyllum cp)
G 12 (Sanguinaria cp)

bei Stoffwechselstörungen
St 2 (Lycopodium cp)
St 5 (Berberis cp)

bei nervös-psychischer Überreiztheit
St 10 (Centaurium cp)
Viscum album cp Fluid (Fluid weiß)

bei Krampfzuständen
Sambucus cp Fluid (Fluid gelb)

Rezeptbeispiele

Rp. Capsella cp Fluid (Fluid blau) (2 Tropfen)
Viscum album cp Fluid (Fluid weiß) (20 Tropfen)
G 12 (Sanguinaria cp) (10 Kügelchen)
Fb 1 D 4 (Aconitum cp D 4) (20 Kügelchen)
S. alles zusammen in 1/8 Liter Wasser lösen und tagsüber schluckweise trinken

K

St 2 (Lycopodium cp)
S. 3 mal täglich 5 Kügelchen
W 1 (Allium cp)
S. abends 10 Kügelchen

bei starken Blutungen
Rp. Capsella cp Fluid (Fluid blau)
Ad 1 D 10 (Avena cp D 10)
G 1 (Caulophyllum cp)
S. 2 Tropfen und je 10 Kügelchen in 1/8 Liter Wasser lösen und tagsüber trinken

äußerlich:
Rp. Viscum album cp Fluid (Fluid weiß)
S. früh und abends an Stirn, Schläfen, Nacken und hinter den Ohren einreiben

Kollaps (Kreislaufkollaps)

Rezeptbeispiel

als erste Hilfe
Rp. Capsella cp Fluid (Fluid blau)
S. 20 Tropfen in 1 Teelöffel Wasser einnehmen und Herzgegend mit Capsella cp Fluid (Fluid blau) einreiben,
dann wie bei Hypotonie behandeln

Laryngitis (Kehlkopfentzündung)

bei akuten, entzündlichen, fieberhaften Prozessen

Ad 1 D 10 (Avena cp D 10)
Fb 1 D 10 (Aconitum cp D 10)
Fb 2 (Cinchona cp)
Capsella cp Fluid (Fluid blau)
Br 7 (Galeopsis cp)
G 14 (Belladonna cp)

zur Einwirkung auf die Luftröhre und Lunge

Br 1 (Adiantum cp)

bei akut entzündlichen Erkrankungsformen der Schleimhaut

G 13 (Ailanthus cp)
Capsella cp Fluid (Fluid blau)

bei chronischer Entzündung

Populus cp Fluid (Fluid grün)
G 7 (Millefolium cp)

zur Schmerzlinderung

Viscum album cp Fluid (Fluid weiß)

Rezeptbeispiel

Rp. Capsella cp Fluid (Fluid blau)
G 13 (Ailanthus cp)
Br 1 (Adiantum cp)
S. 5 Tropfen und je 5 Kügelchen in 1/8 Liter Wasser lösen und untertags schluckweise trinken

äußerlich:
G 5 (Conium cp)
Fb 2 (Cinchona cp)
Viscum album cp Fluid (Fluid weiß)
S. je 30 Kügelchen und Tropfen in 1 Liter Wasser zu Halswickeln

Laryngospasmus (Stimmritzenkrampf)

s. auch unter **Pseudokrupp**

gegen die Krämpfe

W 1 (Allium cp)
St 10 (Centaurium cp)
Sambucus cp Fluid (Fluid gelb)

Rezeptbeispiele

Rp. *im akuten Krampfanfall*

Sambucus cp Fluid (Fluid gelb)
St 10 (Centaurium cp)
S. 5 Tropfen und 10 Kügelchen, evtl. nach ¼ Stunde wiederholen

äußerlich:

Sambucus cp Fluid (Fluid gelb)
S. Kehlkopf und Genick einreiben

Rp. *anschließend und zur Vorbeugung*

St 10 (Centaurium cp)
W 1 (Allium cp)
S. 3 mal täglich je 5 Kügelchen

Leberzirrhose (zur unterstützenden Behandlung)

bei Lebererkrankungen
G 8 (Chelidonium cp)

den Pfortaderkreislauf regulierend
Ad 2 (Hamamelis cp)

bei allgemeiner Schwäche
Ad 3 (Hydrastis cp)

zur Regulierung des vegetativen Nervensystems
Fb 1 (Aconitum cp)
Fb 2 (Cinchona cp) zur äußeren Anwendung

gegen die Gewebsveränderung, Verhärtung
St 2 (Lycopodium cp)
G 5 (Conium cp)
G 10 (Podophyllum cp)

bei Venenerweiterungen im Pfortadersystem
G 7 (Millefolium cp)

zur Regulierung des Stoffwechsels
St 5 (Berberis cp)
St 9 (Nasturtium cp)

zur Beeinflussung des Lymphsystems
Lf 1 (Echinacea cp)

bei Lebererkrankung zur äußeren Anwendung
Sambucus cp Fluid (Fluid gelb)

Rezeptbeispiel

Rp. G 8 (Chelidonium cp)
Lf 1 (Echinacea cp)
S. 4 mal täglich 5 Kügelchen

äußerlich:
G 7 (Millefolium cp)
Fb 2 (Cinchona cp)
S. je 30 Kügelchen auf 1 Liter Wasser zu heißen Umschlägen

Leukämie (Weißblütigkeit)

bei Bluterkrankung, zur Blutbildung
Ad 3 (Hydrastis cp)

auf die vegetativen Nerven einwirkend
Fb 1 (Aconitum cp)

bei Blutbildveränderung
G 1 (Caulophyllum cp)
G 9 (Pulsatilla cp)

bei schwerer Störung des Blut- und Lymphsystems
K 5 (Vinca minor cp)
Lf 2 (Abrotanum cp)

zur Unterstützung des Lymphsystems
Lf 1 (Echinacea cp)

Rezeptbeispiel

Rp. Fb 1 (Aconitum cp)
K 5 (Vinca minor cp)
S. je 3 Kügelchen 3 mal täglich
Lf 2 (Abrotanum cp)
S. 5 Kügelchen zu den Mahlzeiten

Lichen ruber planus (Knötchenflechte)

zur Beeinflussung auf dem Blutwege
Ad 3 (Hydrastis cp)

zur Ausscheidung von Stoffwechselgiften
W 1 (Allium cp)

bei Veränderung des Haut- und Unterhautzellgewebes
G 1 (Caulophyllum cp)
St 5 (Berberis cp)

bei Flechten und Hautausschlägen
Lf 1 (Echinacea cp)
G 5 (Conium cp)
K 5 (Vinca minor cp)

bei trockener und nässender Flechte
St 3 (Scrophularia cp)

bei Juckreiz, Flechte, Ausschlag
Sambucus cp Fluid (Fluid gelb) äußerlich

Rezeptbeispiele

Rp. Ad 3 (Hydrastis cp)
G 5 (Conium cp)
St 9 (Nasturtium cp)
Lf 1 (Echinacea cp)
S. je 5 Kügelchen 3 mal täglich

in sehr hartnäckigen Fällen zusätzlich
Rp. K 5 (Vinca minor cp)
S. 5 mal täglich 2 Kügelchen
W 1 (Allium cp)
S. abends 10 Kügelchen

äußerlich:
Rp. K 3 (Phytolacca cp)
St 9 (Nasturtium cp)
Sambucus cp Fluid (Fluid gelb)
S. je 20 Kügelchen und 20 Tropfen in ¼ Liter Wasser zu lauen Abwaschungen, anschließend Sambucus cp Salbe (Salbe gelb) oder Populus cp Salbe (Salbe grün) auftragen

Liderkrankungen

Rezeptbeispiele

Verletzungen, Bluterguß

kühle Umschläge mit Capsella cp Fluid (Fluid blau)
1:10 mit Wasser verdünnt

Abszeß, Gerstenkorn

Rp. St 12 (Euphrasia cp)
G 3 (Mezereum cp)
Populus cp Fluid (Fluid grün)
S. je 5 Kügelchen und 5 Tropfen in ⅛ Liter Wasser tagsüber schluckweise trinken

äußerlich:
Rp. G 7 (Millefolium cp)
Populus cp Fluid (Fluid grün)
S. 10 Kügelchen und 10 Tropfen in ¼ Liter Wasser zu warmen Umschlägen

Fortsetzung Seite 176

Lidrandekzem

Rp. St 12 (Euphrasia cp)
Lf 1 (Echinacea cp)
S. 3 mal täglich je 5 Kügelchen

äußerlich:
Rp. St 12 (Euphrasia cp)
Sambucus cp Fluid (Fluid gelb)
S. 20 Kügelchen und 20 Tropfen in ¼ Liter Wasser zu lauen Umschlägen
Anschließend mit Sambucus cp Salbe (Salbe gelb) einreiben

Lidkrämpfe

Rp. Sambucus cp Fluid (Fluid gelb)
S. 3 mal 5 Tropfen

äußerlich:
Sambucus cp Salbe (Salbe gelb) 2 mal täglich einstreichen

Lidlähmung

Rhododendron cp Salbe (Salbe rot) einstreichen

Lumbago (Hexenschuß)

bei rheumatischen Erkrankungen
G 11 (Rhus toxicodendron cp)

zur Beeinflussung der sensitiven Nerven
Fb 1 (Aconitum cp)

zur Schmerzlinderung
Viscum album cp Fluid (Fluid weiß)

Rezeptbeispiel

Rp. G 11 (Rhus toxicodendron cp)
Fb 1 D 4 (Aconitum cp D 4)
S. 5 mal täglich je 5 Kügelchen

äußerlich:
Rp. zu Einreibungen Viscum album cp Fluid (Fluid weiß) oder Viscum album cp Salbe (Salbe weiß)

zu Einreibungen in hartnäckigen Fällen evtl. Rhododendron cp Fluid (Fluid rot) oder Rhododendron cp Salbe (Salbe rot)

Lungenembolie / Lungeninfarkt

zur Einwirkung auf das venöse Gefäßsystem
Ad 2 (Hamamelis cp)
Populus cp Fluid (Fluid grün)

zur Beeinflussung des vegetativen Nervensystems und des Fiebers
Fb 1 D 4 (Aconitum cp D 4)

bei Thrombose, Embolie, Venenentzündung
G 5 (Conium cp)
G 7 (Millefolium cp)

bei blutigem Auswurf
Capsella cp Fluid (Fluid blau)

Rezeptbeispiel

Rp. Capsella cp Fluid (Fluid blau)
Ad 1 D 10 (Avena cp D 10)
Fb 1 D 4 (Aconitum cp D 4)
G 5 (Conium cp)
S. 3 Tropfen und je 5 Kügelchen in 1/8 Liter Wasser tagsüber schluckweise
Lf 1 (Echinacea cp)
St 9 (Nasturtium cp)
W 1 (Allium cp)
S. 3 mal täglich je 5 Kügelchen

zur äußerlichen Behandlung:
Rp. G 7 (Millefolium cp)
Capsella cp Fluid (Fluid blau)
S. 20 Kügelchen und Tropfen in 1 Liter Wasser zu Umschlägen im täglichen Wechsel mit Populus cp Fluid (Fluid grün)

Magersucht

siehe unter **Anorexie**

Mastitis (Brustdrüsenentzündung)

zur Mobilisierung der Abwehrkräfte
Ad 3 (Hydrastis cp)

gegen die akute Entzündung und das Fieber
Ad 1 D 10 (Avena cp D 10)
Fb 1 D 10 (Aconitum cp D 10)
Capsella cp Fluid (Fluid blau)

bei Gewebeschäden, Verhärtung
G 1 (Caulophyllum cp)
G 12 (Sanguinaria cp)

bei Eiterung
G 5 (Conium cp)
G 7 (Millefolium cp)
Populus cp Fluid (Fluid grün)

bei Eiterbildung, gleichzeitig auf das Lymphsystem einwirkend
G 11 (Rhus toxicodendron cp)

bei hartnäckiger Eiterung
K 4 (Clematis cp)

zur Stärkung des Lymphsystems
Lf 1 (Echinacea cp)

zur Schmerzstillung
Viscum album cp Fluid (Fluid weiß)

Rezeptbeispiele

zur Verhütung von Schrundenbildung an den Brustwarzen

Rp. Viscum album cp Fluid (Fluid weiß)
S. 1 Teelöffel in 1/8 Liter Alkohol, damit schon während der letzten Schwangerschaftsmonate täglich Warzen reinigen

bei beginnender Entzündung

Rp. Ad 1 D 10 (Avena cp D 10)
G 1 (Caulophyllum cp)
Fb 1 D 4 (Aconitum cp D 4)
S. je 5 Kügelchen in 1/8 Liter Wasser tagsüber schluckweise
Lf 1 (Echinacea cp)
S. 3 mal täglich 5 Kügelchen

äußerlich:

Rp. G 7 (Millefolium cp)
Populus cp Fluid (Fluid grün)
Viscum album cp Fluid (Fluid weiß)
S. 30 Kügelchen und je 30 Tropfen in 1/4 Liter Wasser zu Umschlägen

bei Entzündung, Eiterung

Rp. G 11 (Rhus toxicodendron cp)
S. 6 mal täglich 2–3 Kügelchen

äußerlich:

G 7 (Millefolium cp)
Populus cp Fluid (Fluid grün)
Viscum album cp Fluid (Fluid weiß)
S. 30 Kügelchen und je 30 Tropfen in 1/4 Liter Wasser zu heißen Umschlägen

Menorrhagie (übermäßige Monatsblutung)

bei zu früher, zu starker, zu häufiger und zu langer Periode
Ad 1 D 10 (Avena cp D 10)

nach schwächenden Blutungen zur Blutregeneration
Ad 3 (Hydrastis cp)

zur Einwirkung auf die weiblichen Organe und das Gewebe des Uterus
G 1 (Caulophyllum cp)
G 12 (Sanguinaria cp)

zur konstitutionellen Umstimmung, auf die Nerven des Genitalsystems einwirkend
K 1 (Thuja cp)

bei nervös-psychischen Störungen
St 9 (Nasturtium cp)

zur Blutstillung
Capsella cp Fluid (Fluid blau)

Rezeptbeispiel

Rp. Ad 1 D 10 (Avena cp D 10)
G 1 (Caulophyllum cp)
St 9 (Nasturtium cp)
S. 3 mal täglich je 5 Kügelchen
Capsella cp Fluid (Fluid blau)
S. 2–3 Tropfen in 1 Glas Wasser untertags stündlich 1 Teelöffel

Morbilli (Masern)

bei gleichzeitigem Katarrh der oberen Luftwege
Br 3 (Drosera cp)

bei akut, fieberhafter Erkrankung
Fb 1 D 10 (Aconitum cp D 10)

bei gleichzeitiger, schwerer Rachenentzündung, Verschleimung
G 13 (Ailanthus cp)
G 14 (Belladonna cp)

zur Infektabwehr
St 10 (Centaurium cp)

bei Juckreiz des Ausschlags
Sambucus cp Fluid (Fluid gelb)

Rezeptbeispiel

Rp. Br 3 (Drosera cp)
St 10 (Centaurium cp)
S. je 10 Kügelchen in 1/8 Liter Wasser, halbstündlich einen Schluck nehmen

äußerlich:
Bei Juckreiz mit Sambucus cp Fluid (Fluid gelb) oder Sambucus cp Salbe (Salbe gelb) einreiben

Multiple Sklerose

Rezeptbeispiel

Folgendes Rezept kann versucht werden

Rp. St 10 (Centaurium cp)
W 1 (Allium cp)
S. 3 mal täglich je 5 Kügelchen vor den Mahlzeiten

G 12 (Sanguinaria cp)
K 1 (Thuja cp)
S. 3 mal täglich je 5 Kügelchen ¼ Stunde nach den Mahlzeiten

äußerlich:

Rp. Populus cp Fluid (Fluid grün)
S. früh und mittags Stirne, Schläfen, Nacken und entlang der Wirbelsäule einreiben
Sambucus cp Fluid (Fluid gelb)
S. abends an den gleichen Stellen einreiben

Myocarditis (Herzmuskelentzündung)

bei Entzündung des Herzmuskels
Ad 1 D 10 (Avena cp D 10)

bei Blutstauung
Ad 2 (Hamamelis cp)

zur Regulierung der Schlagkraft und Schlagzahl des Herzens, des Gefäßtonus und der Blutverteilung
Fb 1 (Aconitum cp)

zur Förderung der Diurese
G 6 (Vincetoxicum cp)
St 6 (Solidago cp)

bei Ödemen und Hydrops
G 2 (Equisetum cp)
St 2 (Lycopodium cp)

bei Erkrankungen des Herzens auf rheumatischer Grundlage
G 5 (Conium cp)

bei akuten Entzündungen
Capsella cp Fluid (Fluid blau)

Rezeptbeispiel

Rp. Capsella cp Fluid (Fluid blau)
S. morgens 2 Tropfen in 1 Eßlöffel Wasser
Ad 1 D 10 (Avena cp D 10)
St 9 (Nasturtium cp)
G 5 (Conium cp)
S. je 5 Kügelchen in 1/8 Liter Wasser tagsüber schluckweise trinken

St 10 (Centaurium cp)
W 1 (Allium cp)
S. abends je 10 Kügelchen

Bei zu geringer Diurese anstelle von St 9 (Nasturtium cp) und G 5 (Conium cp) je 5 Kügelchen St 2 (Lycopodium cp) und G 2 (Equisetum cp) verwenden.

äußerlich:
Rp. Ad 2 (Hamamelis cp)
G 5 (Conium cp)
Capsella cp Fluid (Fluid blau)
S. je 20 Kügelchen und 20 Tropfen in 1 Liter Wasser zu kühlen Kompressen

Myom

Rezeptbeispiel

Rp. Ad 2 (Hamamelis cp)
G 1 (Caulophyllum cp)
S. 3 mal täglich 5 Kügelchen

im wöchentlichen Wechsel mit
Rp. G 5 (Conium cp)
Lf 1 (Echinacea cp)
S. 3 mal täglich 5 Kügelchen

Nasenpolypen

Rezeptbeispiel

Rp. Lf 1 (Echinacea cp)
St 3 (Scrophularia cp)
S. 3 mal täglich je 5 Kügelchen

äußerlich:
Rp. G 7 (Millefolium cp)
K 1 (Thuja cp)
Populus cp Fluid (Fluid grün)
S. je 10 Kügelchen und Tropfen in 1/8 Liter Wasser zu Nasenspülungen

Populus cp Salbe (Salbe grün)
S. Nase einreiben und in die Nase einführen mittels Wattestäbchen

Nephritis (Nierenentzündung)

gegen den akuten, entzündlichen, fieberhaften Prozeß
Fb 1 D 10 (Aconitum cp D 10)

bei akuter Entzündung, Hämaturie
Capsella cp Fluid (Fluid blau)
Ad 1 D 10 (Avena cp D 10)

bei entzündlichen und chronischen degenerativen Prozessen der Niere
G 6 (Vincetoxicum cp)

gegen hartnäckige Infektionen der Niere
K 4 (Clematis cp)

bei sekundärer Nephritis
St 2 (Lycopodium cp)

zur Ausscheidung von Ödemen: Bei akuter und chronischer Entzündung
St 6 (Solidago cp)

Rezeptbeispiel

Rp. Capsella cp Fluid (Fluid blau)
St 6 (Solidago cp)
S. 3 mal täglich vor dem Essen 5 Kügelchen und Tropfen
Ad 1 D 4 (Avena cp D 4)
G 6 (Vincetoxicum cp)
Fb 1 D 4 (Aconitum cp D 4)
S. je 2 Kügelchen in ⅛ Liter Wasser tagsüber schluckweise trinken

St 10 (Centaurium cp)
W 1 (Allium cp)
S. abends je 10 Kügelchen

Bei starker Albuminurie statt Ad 1 (Avena cp) besser Ad 3 (Hydrastis cp) einsetzen.
Bei hartnäckiger Infektion der Niere zusätzlich 3 mal täglich 4 Kügelchen K 4 (Clematis cp) geben.

N

Nephrolithiasis (Nierensteinerkrankung)

bei Koliken

Fb 2 (Cinchona cp)
Sambucus cp Fluid (Fluid gelb)

zur Grieß- und Steinausscheidung

St 6 (Solidago cp)
G 6 (Vincetoxicum cp)

bei Hämaturie

Capsella cp Fluid (Fluid blau)
Ad 1 D 10 (Avena cp D 10)

Rezeptbeispiele

Rp. Capsella cp Fluid (Fluid blau)
S. 2 Tropfen in 1 Eßlöffel Wasser morgens
St 6 (Solidago cp)
Ad 1 D 10 (Avena cp D 10)
Fb 1 (Aconitum cp)
G 6 (Vincetoxicum cp)
Populus cp Fluid (Fluid grün)
S. je 10 Kügelchen und 10 Tropfen in 1/8 Liter Wasser tagsüber schluckweise trinken

W 1 (Allium cp)
S. abends 10 Kügelchen

bei Koliken

Rp. Sambucus cp Fluid (Fluid gelb)
St 10 (Centaurium cp)
S. 10 Tropfen und 10 Kügelchen in 1/8 Liter Wasser, alle 5 Minuten einen Schluck

Sambucus cp Fluid Ampullen
S. 1–2 Amp. i.m. oder in die entsprechenden Hautzonen

äußerlich:
Rp. St 6 (Solidago cp)
G 6 (Vincetoxicum cp)
Fb 2 (Cinchona cp)
Sambucus cp Fluid (Fluid gelb)
S. je 20 Kügelchen und Tropfen in ½ Liter Wasser zu heißen Umschlägen

Nephrose (Schrumpfniere)

bei aktiver Blutfülle, erhöhtem Blutdruck, bei Herzinsuffizienz
Ad 1 D 10 (Avena cp D 10)

bei Nierenleiden
G 6 (Vincetoxicum cp)
St 6 (Solidago cp)

bei Hämaturie
Capsella cp Fluid (Fluid blau)

Rezeptbeispiel

Rp. Capsella cp Fluid (Fluid blau)
S. 3 Tropfen in ⅛ Liter Wasser tagsüber schluckweise trinken

Ad 1 D 10 (Avena cp D 10)
G 6 (Vincetoxicum cp)
Fb 1 D 10 (Aconitum cp D 10)
St 6 (Solidago cp)
S. je 5 Kügelchen in ⅛ Liter Wasser tagsüber schluckweise trinken

Neuralgie (Nervenschmerzen)

auf das gesamte Nervensystem einwirkend

Fb 1 (Aconitum cp)
Fb 2 (Cinchona cp)

bei Schmerzen

Viscum album cp Fluid (Fluid weiß)
St 10 (Centaurium cp)
Rhododendron cp Fluid (Fluid rot)

Sambucus cp Fluid (Fluid gelb)
St 3 (Scrophularia cp)

Rezeptbeispiel

Rp. G 1 (Caulophyllum cp)
St 3 (Scrophularia cp)
Fb 1 D 10 (Aconitum cp D 10)
S. 4 mal täglich je 8 Kügelchen zusammen einnehmen
Manchmal wirken 3 mal 10 Kügelchen St 9 (Nasturtium cp) oder St 10 (Centaurium cp) intensiver schmerzlindernd

zu Injektionen:
Viscum album cp Fluid Ampullen oder Rhododendron cp Fluid Ampullen als Quaddeln über dem Schmerzgebiet oder i. m.

äußerlich:
Bei Überanstrengungen, Zerrungen
Einreibungen mit Viscum album cp Fluid (Fluid

weiß) oder Rhododendron cp Fluid (Fluid rot), bei krampfartigen Schmerzen Sambucus cp Fluid (Fluid gelb),
bei Frauen wirkt manchmal Populus cp Fluid (Fluid grün) im Wechsel mit Capsella cp Fluid (Fluid blau) besser

Neurasthenie (Nervenschwäche)

bei allgemeiner Schwäche
Ad 3 (Hydrastis cp)

zur Einwirkung auf das gesamte Nervensystem, bei Neurasthenie
Fb 1 (Aconitum cp)
Fb 2 (Cinchona cp) zur äußeren Anwendung

zur Einwirkung auf Gehirn und Nervengewebe
G 1 (Caulophyllum cp)

bei Nervenschwäche
St 3 (Scrophularia cp)
St 10 (Centaurium cp)
Rhododendron cp Fluid (Fluid rot)
Viscum album cp Fluid (Fluid weiß)

Rezeptbeispiele

Rp. Viscum album cp Fluid (Fluid weiß)
G 1 (Caulophyllum cp)
Fb 1 (Aconitum cp)
Lf 2 (Abrotanum cp)
S. 3 mal täglich je 5 Kügelchen und Tropfen

Fortsetzung Seite 192

bei abnormer Ermüdbarkeit wirken manchmal besser:
St 9 (Nasturtium cp)
Rhododendron cp Fluid (Fluid rot)
S. früh, mittags und nachmittags 10 Kügelchen und 5 Tropfen in 1 Eßlöffel Wasser

Neuritis (Nervenentzündung)

auf das gesamte Nervensystem einwirkend
Fb 1 (Aconitum cp)

bei Nervenschmerz
Fb 2 (Cinchona cp)
Viscum album cp Fluid (Fluid weiß)

auf die sensitiven und motorischen Nerven einwirkend
St 3 (Scrophularia cp)

Rezeptbeispiel

Rp. Fb 1 D 10 (Aconitum cp D 10)
St 3 (Scrophularia cp)
Viscum album cp Fluid (Fluid weiß)
S. 15 Kügelchen und Tropfen in 1/8 Liter Wasser im Laufe des Tages schluckweise
W 1 (Allium cp)
St 10 (Centaurium cp)
S. abends je 10 Kügelchen

zu Injektionen
Viscum album cp Fluid Ampullen täglich 1–2 Amp. als Quaddeln im Schmerzgebiet oder i. m.

äußerlich:
Rp. Viscum album cp Fluid (Fluid weiß) oder Viscum album cp Salbe (Salbe weiß) oder auch Sambucus cp Fluid (Fluid gelb) oder Sambucus cp Salbe (Salbe gelb) oder Rhododendron cp Fluid (Fluid rot) oder Rhododendron cp Salbe (Salbe rot) einreiben
oder

Rp. Fb 2 (Cinchona cp)
Viscum album cp Fluid (Fluid weiß)
S. 20 Kügelchen und Tropfen in ¼ Liter Wasser zu Umschlägen

Obstipation (Verstopfung)

auf die vegetativen Nerven des Darmes einwirkend

W 1 (Allium cp)
W 2 (Tanacetum cp)

zur Einwirkung auf die Drüsen des Darmes bei mangelnder Absonderung, Verstopfung

G 2 (Equisetum cp)

bei Störungen der vegetativen Regulation der Schleimhaut und der Drüsen

G 8 (Chelidonium cp)

bei nervösen Störungen des Magen-Darmkanals

G 10 (Podophyllum cp)
St 9 (Nasturtium cp)

auf das Lymphsystem einwirkend

Lf 1 (Echinacea cp)

bei trockenem, harten Stuhl

St 2 (Lycopodium cp)

bei nervöser Obstipation, spastischer Obstipation

St 9 (Nasturtium cp)
Sambucus cp Fluid (Fluid gelb)

Rezeptbeispiele

Rp. W 1 (Allium cp)
Lf 1 (Echinacea cp)
G 8 (Chelidonium cp)
Sambucus cp Fluid (Fluid gelb)
S. 3 mal täglich je 5 Kügelchen und Tropfen

manchmal ist folgendes Rezept wirksamer:
Rp. St 2 (Lycopodium cp)
G 2 (Equisetum cp)
Lf 1 (Echinacea cp)
S. 3 mal 10 Kügelchen

äußerlich:
zu lauen Klistieren
Rp. W 2 (Tanacetum cp)
Sambucus cp Fluid (Fluid gelb)
S. 20 Kügelchen und 20 Tropfen in 1 Liter Wasser

Ödeme

neben der Behandlung des ursächlichen Leidens zur Anregung der Wasserausscheidung:

Rezeptbeispiel

Rp. St 2 (Lycopodium cp)
G 2 (Equisetum cp)
Viscum album cp Fluid (Fluid weiß)
S. 3 mal täglich je 5 Kügelchen und Tropfen im täglichen Wechsel mit

Rp. G 6 (Vincetoxicum cp)
St 2 (Lycopodium cp)
Viscum album cp Fluid (Fluid weiß)
S. 3 mal täglich je 5 Kügelchen und Tropfen

Oligomenorrhöe (zu seltene Monatsblutung)

bei zu schwacher Regel
Ad 1 (Avena cp)

wenn Blutarmut die Ursache ist
Ad 3 (Hydrastis cp)
Lf 2 (Abrotanum cp)

bei Störungen des Nervensystems
Fb 1 (Aconitum cp)

zur Einwirkung auf Genitalorgane und Drüsen
G 1 (Caulophyllum cp)

auf die Durchblutung der Genitalorgane einwirkend
G 12 (Sanguinaria cp)

zur konstitutionellen Umstimmung, auf die Nerven des Genitalsystems einwirkend
K 1 (Thuja cp)

bei nervös-psychischen Störungen
St 9 (Nasturtium cp)

bei innersekretorischen Störungen zur Anregung der Hormonproduktion, die Nerventätigkeit erhöhend
Rhododendron cp Fluid (Fluid rot)

Rezeptbeispiel

Rp. Ad 1 (Avena cp)
G 1 (Caulophyllum cp)
St 9 (Nasturtium cp)
S. je 5 Kügelchen 3 mal täglich
Bei Blutarmut statt Ad 1 (Avena cp) besser Ad 3 (Hydrastis cp) geben

Osteoporose (Knochenentkalkung)

zur Einwirkung auf die nervale Gewebsversorgung
Fb 1 (Aconitum cp)

bei Knochenerweichung
G 4 (Symphytum cp)

zur Beeinflussung der Blut- und Lymphbildung
Lf 1 (Echinacea cp)
Lf 2 (Abrotanum cp)

bei Zerstörungsprozessen des Knochens, zur Aktivierung der Regeneration
Rhododendron cp Fluid (Fluid rot)

Rezeptbeispiel

Rp. Lf 2 (Abrotanum cp)
G 4 (Symphytum cp)
Fb 1 (Aconitum cp)
S. 3 mal täglich je 5 Kügelchen

äußerlich:
Ad 2 (Hamamelis cp)
G 4 (Symphytum cp)
Lf 1 (Echinacea cp)
Fb 2 (Cinchona cp)
Rhododendron cp Fluid (Fluid rot)
S. je 30 Kügelchen und Tropfen in 100 ccm Franzbranntwein auflösen und einreiben

O

Ostitis (Knochenentzündung)

(s. u. Osteomyelitis)

Osteomyelitis (Knochenmarksentzündung)

bei akut entzündlicher, fieberhafter Erkrankung

Ad 1 D 10 (Avena cp D 10)
Capsella cp Fluid (Fluid blau)
Fb 1 D 10 (Aconitum cp D 10)
Fb 2 (Cinchona cp) zur äußeren Anwendung

zur Einwirkung auf das Knochengewebe

G 4 (Symphytum cp)

zur Steigerung der Abwehrkräfte

Lf 1 (Echinacea cp)
G 7 (Millefolium cp) zur äußeren Anwendung

bei hartnäckigem, chronischem Leiden

K 1 (Thuja cp)

bei chronischer Entzündung, Eiterung

Populus cp Fluid (Fluid grün)

Rezeptbeispiel

Rp. Ad 1 D 10 (Avena cp D 10)
Fb 1 D 10 (Aconitum cp D 10)
G 4 (Symphytum cp)
S. 3 mal täglich je 5 Kügelchen im täglichen Wechsel mit
G 1 (Caulophyllum cp)
Lf 1 (Echinacea cp)
S. 3 mal täglich je 5 Kügelchen

äußerlich:
G 7 (Millefolium cp)
Populus cp Fluid (Fluid grün)
S. 30 Kügelchen und Tropfen in 1 Liter Wasser zu lauwarmen Umschlägen

Otitis media (Mittelohrentzündung)

bei akuten, entzündlichen, fieberhaften, infektiösen Prozessen

Ad 1 D 10 (Avena cp D 10)
Fb 1 D 10 (Aconitum cp D 10)
G 12 (Sanguinaria cp)

bei Ohrenfluß

G 1 (Caulophyllum)

bei hartnäckigem, eitrigem Ohrenfluß; namentlich bei Befall der knöchernen Gehörteile

G4 (Symphytum cp)

zur äußeren Behandlung bei Entzündungen

G 7 (Millefolium cp)
Populus cp Fluid (Fluid grün)
Populus cp Salbe (Salbe grün)

bei katarrhalischen Prozessen

G 13 (Ailanthus cp)
Capsella cp Fluid (Fluid blau)

auf infektiöser Basis

K 5 (Vinca minor cp)

O

Rezeptbeispiele

bei akuter Otitis

Rp. Ad 1 D 10 (Avena cp D 10)
Fb 1 D 10 (Aconitum cp D 10)
G 4 (Symphytum cp)
S. je 10 Kügelchen in ⅛ Liter Wasser tagsüber schluckweise, falls sehr hartnäckig noch 10 Kügelchen K 4 (Clematis cp) der obigen Lösung zufügen

Fortsetzung Seite 200

bei chronischer Otitis
Rp. G 11 (Rhus toxicodendron cp)
Populus cp Fluid (Fluid grün)
S. 3 mal täglich 5 Kügelchen und 5 Tropfen

äußerlich
Rp. G 7 (Millefolium cp)
Populus cp Fluid (Fluid grün)
S. je 30 Kügelchen und Tropfen in 1 Liter Kamillenabsud
2 mal täglich Ohrendampfbäder

Populus cp Salbe (Salbe grün)
S. Salbe auf Wattepfropfen auftragen und in den äußeren Gehörgang einlegen

zu Gurgelungen und evtl. Ohrspülungen
Rp. K 4 (Clematis cp)
G 13 (Ailanthus cp)
Populus cp Fluid (Fluid grün)
S. je 20 Kügelchen und Tropfen in ¼ Liter Wasser

Paralysis agitans (Schüttellähmung, Morbus Parkinson)

zur Beeinflussung auf dem Blutwege
Ad 3 (Hydrastis cp)

auf das Nervensystem einwirkend
Fb 1 (Aconitum cp)
St 10 (Centaurium cp)

zur Bekämpfung von Gewebsveränderungen des Gehirns
G 1 (Caulophyllum cp)

zur Beeinflussung nervöser, motorischer Unruhe mit Neigung zu Verkrampfungen
Sambucus cp Fluid (Fluid gelb)

zur Beruhigung
Viscum album cp Fluid (Fluid weiß)

zur Kräftigung der Muskulatur
Rhododendron cp Fluid (Fluid rot)

Rezeptbeispiel

Rp. Ad 3 (Hydrastis cp)
G 1 (Caulophyllum cp)
Fb 1 (Aconitum cp)
S. je 5 Kügelchen zusammen, 3 mal täglich

äußerlich:
Viscum album cp Fluid (Fluid weiß)
Sambucus cp Fluid (Fluid gelb)
S. im Wechsel einreiben an Kreuz und Wirbelsäule

Fortsetzung Seite 202

oder Rhododendron cp Fluid (Fluid rot) und nach 5 Minuten Sambucus cp Fluid (Fluid gelb) einreiben

zu Injektionen:
Rp. Sambucus cp Fluid Ampullen
S. subkutan segmental oder an den entsprechenden Nervenpunkten der Akupunktur

Paresen (Lähmungen)

auf geschädigte Zellen wirkend
G 1 (Caulophyllum cp)

zur Anregung motorischer und sensibler Nerven
Fb 1 (Aconitum cp)

zur allgemeinen Kräftigung, bei Nervenschwäche
Ad 3 (Hydrastis cp)

bei Funktionsschwäche
St 9 (Nasturtium cp)

bei Lähmungen
Rhododendron cp Fluid (Fluid rot)

zur Stärkung der Nerven, bei Schmerzen
Viscum album cp Fluid (Fluid weiß)

bei Spasmen
Sambucus cp Fluid (Fluid gelb)

Rezeptbeispiel

Rp. G 1 (Caulophyllum cp)
Fb 1 (Aconitum cp)
Rhododendron cp Fluid (Fluid rot)
S. 3 mal täglich je 5 Kügelchen und 5 Tropfen

Ad 3 (Hydrastis cp)
G 1 (Caulophyllum cp)
St 9 (Nasturtium cp)
S. je 10 Kügelchen in 1/8 Liter Wasser lösen und tagsüber schluckweise trinken

zu Injektionen täglich 1 Ampulle Rhododendron cp Fluid intrakutan oder subkutan in die entsprechenden Hautzonen oder intramuskulär

äußerlich

Rp. Rhododendron cp Fluid (Fluid rot)
Sambucus cp Fluid (Fluid gelb)
S. morgens und mittags die gelähmten Partien erst mit Rhododendron cp Fluid (Fluid rot), nach 5 Minuten mit Sambucus cp Fluid (Fluid gelb) einreiben

Viscum album cp Fluid (Fluid weiß)
S. die gleichen Stellen abends einreiben

zu Vollbädern

Rp. St 9 (Nasturtium cp)
G 12 (Sanguinaria cp)
Viscum album cp Fluid (Fluid weiß)
S. je 50 Kügelchen und 1 Teelöffel

P

Parodontose (Zahnfleischschwund, Lockerwerden der Zähne)

zur Festigung des Halteapparates
G 4 (Symphytum cp)

bei chronischen Schleimhautveränderungen
K 4 (Clematis cp)
Populus cp Fluid (Fluid grün)

zur Abwehr sekundärer Infekte
St 10 (Centaurium cp)
W 1 (Allium cp)

Rezeptbeispiel

Rp. G 4 (Symphytum cp)
K 4 (Clematis cp)
Populus cp Fluid (Fluid grün)
S. je 20 Kügelchen und 20 Tropfen in 1/8 Liter Wasser, tagsüber schluckweise

St 10 (Centaurium cp)
W 1 (Allium cp)
S. 3 mal je 5 Kügelchen

äußerlich:
zu Mundspülungen (alle 2 Stunden)
20 Tropfen Populus cp Fluid (Fluid grün) in 1/8 Liter Wasser
Mit Populus cp Salbe (Salbe grün) getränkte Mullstückchen zwischen die Zähne schieben.

Injektionen in die vestibuläre Umschlagfalte mit Populus cp Fluid Ampullen bringen oft sehr schnelle Heilung

Paronychie (Nagelrandentzündung)

bei Eiterungen

G 7 (Millefolium cp)
Lf 1 (Echinacea cp)
Populus cp Fluid (Fluid grün)

Rezeptbeispiel

Rp. G 7 (Millefolium cp)
Lf 1 (Echinacea cp)
Populus cp Fluid (Fluid grün)
S. 3 mal täglich je 5 Kügelchen und 5 Tropfen

äußerlich:
zu heißem Fingerbad
Rp. G 7 (Millefolium cp)
Populus cp Fluid (Fluid grün)
S. 20 Kügelchen und 20 Tropfen in ¼ Liter Wasser

Salbenverbände mit
Populus cp Salbe (Salbe grün)

P

Parotitis (Ohrspeicheldrüsenentzündung)

Parotitis epidemica (Mumps–Ziegenpeter)

bei infektgeschwächten Kindern
Ad 3 (Hydrastis cp)

im akuten, fieberhaften Stadium
Fb 1 D 10 (Aconitum cp D 10)
Capsella cp Fluid (Fluid blau)

bei Entzündung und Schwellung der Drüse
Fb 1 D 10 (Aconitum cp D 10)
G 1 (Caulophyllum cp)
G 7 (Millefolium cp)

bei chronischer Entzündung
Populus cp Fluid (Fluid grün)

Rezeptbeispiele

Rp. Ad 3 (Hydrastis cp)
Fb 1 D 10 (Aconitum cp D 10)
G 1 (Caulophyllum cp)
Lf 1 (Echinacea cp)
S. je 10 Kügelchen in 1/8 Liter Wasser lösen und tagsüber schluckweise trinken

in hartnäckigen Fällen und bei Vereiterung in diese Lösung anstelle von Ad 3 (Hydrastis cp) und G 1 (Caulophyllum cp) besser G 7 (Millefolium cp) und 10 Tropfen Populus cp Fluid (Fluid grün) geben

äußerlich:

bei akuter Entzündung

Rp. G 12 (Sanguinaria cp)
Viscum album cp Fluid (Fluid weiß)
Capsella cp Fluid (Fluid blau)
S. 30 Kügelchen und je 30 Tropfen in 1 Liter Wasser zu lauen Umschlägen

Rp. Viscum album cp Salbe (Salbe weiß) zu Salbenauflagen

bei chronischer Entzündung

Rp. G 7 (Millefolium cp)
Populus cp Fluid (Fluid grün)
S. 30 Kügelchen und 30 Tropfen in 1 Liter Wasser zu warmen Umschlägen

Rp. Populus cp Salbe (Salbe grün) zu Salbenverbänden

zum Gurgeln

Rp. G 13 (Ailanthus cp)
K 4 (Clematis cp)
Capsella cp Fluid (Fluid blau)
S. je 10 Kügelchen und 10 Tropfen in 1/8 Liter Wasser

Periostitis (Knochenhautentzündung)

bei akuter Entzündung
Ad 1 D 10 (Avena cp D 10)
Fb 1 D 10 (Aconitum cp D 10)

bei Gewebsveränderungen
G 3 (Mezereum cp)
St 5 (Berberis cp)

zur Verbesserung der Lymphzirkulation
Lf 1 (Echinacea cp)
K 1 (Thuja cp)

Rezeptbeispiel

Rp. Ad 1 D 10 (Hydrastis cp D 10)
Fb 1 D 10 (Aconitum cp D 10)
G 3 (Mezereum cp)
Lf 1 (Echinacea cp)
St 5 (Berberis cp)
S. 3 mal täglich je 5 Kügelchen

K 1 (Thuja cp)
S. morgens 5 Kügelchen

W 1 (Allium cp)
S. abends 5 Kügelchen

äußerlich
Rp. G 7 (Millefolium cp)
Populus cp Fluid (Fluid grün)
S. 30 Kügelchen und 30 Tropfen in 1 Liter Wasser zu lauen Umschlägen

Populus cp Salbe (Salbe grün) zu Salbenverbänden

Peritonitis (Bauchfellentzündung)

bei akuten, entzündlichen, fieberhaften Erkrankungen
Ad 1 D 10 (Avena cp D 10)
Fb 1 D 10 (Aconitum cp D 10)
Fb 2 (Cinchona cp)
G 12 (Sanguinaria cp)
K 4 (Clematis cp) zur äußeren Anwendung
Capsella cp Fluid (Fluid blau)

zur Einwirkung auf die serösen Häute, bei Exsudatbildung
G 1 (Caulophyllum cp)
G 2 (Equisetum cp)

bei Zerfallsvorgängen des Gewebes, Eiterungen
G 5 (Conium cp)

bei Übelkeit und Erbrechen
St 1 (Cochlearia cp)
St 10 (Centaurium cp)

zur Anregung der Abwehrkräfte in Lymphe und Blut
Lf 1 (Echinacea cp)
Lf 2 (Abrotanum cp)

bei eitriger Peritonitis
Populus cp Fluid (Fluid grün)

zur Beruhigung bei Schmerzen
Viscum album cp Fluid (Fluid weiß)

P

Rezeptbeispiel

Rp. Ad 1 D 10 (Avena cp D 10)
Fb 1 D 10 (Aconitum cp D 10)
G 1 (Caulophyllum cp)
S. 5 mal täglich je 5 Kügelchen, in manchen

Fortsetzung Seite 210

Fällen wirkt G 2 (Equisetum cp) oder G 10 (Podophyllum cp) besser als G 1 (Caulophyllum cp)

bei Erbrechen

Rp. St 1 (Cochlearia cp) oder
St 10 (Centaurium cp)
S. mehrmals täglich 5–10 Kügelchen

Rp. Viscum album cp Fluid (Fluid weiß) und
Viscum album cp Fluid Ampullen
S. wiederholte Injektionen bei Schmerzen oder
S. 3–5 mal täglich 10–20 Tropfen auf 1 Eßlöffel Wasser

äußerlich:

Rp. G 7 (Millefolium cp)
Fb 2 (Cinchona cp)
Viscum album cp Fluid (Fluid weiß)
S. je 20 Kügelchen bzw. Tropfen auf 1 Liter Wasser zu Umschlägen; alle 15 Minuten erneuern, bis Schmerzen aufhören, dann in größeren Abständen 4–6 mal täglich

Perniones (Frostschäden)

zur Verbesserung der Durchblutung
Ad 1 (Avena cp)
Ad 2 (Hamamelis cp)

zur Einwirkung auf das Nervensystem
Fb 2 (Cinchona cp)

gegen die Gewebsschädigung
G 7 (Millefolium cp)
G 11 (Rhus toxicodendron cp)
St 5 (Berberis cp)
Lf 1 (Echinacea cp)
Populus cp Fluid (Fluid grün)

bei Juckreiz
Sambucus cp Fluid (Fluid gelb)

Rezeptbeispiel

Rp. G 7 (Millefolium cp)
Lf 1 (Echinacea cp)
St 5 (Berberis cp)
S. 3 mal täglich je 5 Kügelchen

äußerlich:
Rp. G 11 (Rhus toxicodendron cp)
Populus cp Fluid (Fluid grün)
S. 30 Kügelchen oder 30 Tropfen in ½ Liter Wasser zu warmen Umschlägen oder Bädern anschließend mit Capsella cp Salbe (Salbe blau) oder Populus cp Salbe (Salbe grün) einstreichen

Pertussis (Keuchhusten)

bei Keuchhusten
- Ad 3 (Hydrastis cp)
- Br 1 (Adiantum cp)
- Br 3 (Drosera cp)
- G 13 (Ailanthus cp)
- Fb 1 (Aconitum cp)

bei krampfhaftem Husten
- Br 4 (Ipecacuanha cp)
- St 10 (Centaurium cp)
- Sambucus cp Fluid (Fluid gelb)
- Sambucus cp Salbe (Salbe gelb) zur perkutanen Behandlung

zur Stärkung der Infektabwehr
- W 1 (Allium cp)

bei Schmerzen
- Viscum album cp Fluid (Fluid weiß)

Rezeptbeispiel

Rp. Sambucus cp Fluid (Fluid gelb)
Br 3 (Drosera cp)
St 10 (Centaurium cp)
G 13 (Ailanthus cp)
S. 10 Tropfen und je 15 Kügelchen auf 1 Tasse Wasser, tagsüber schluckweise trinken

W 1 (Allium cp)
abends 10 Kügelchen

Sambucus cp Fluid Ampullen
S. 1 Amp. täglich s.c.

äußerlich:
Rp. G 7 (Millefolium cp)
Br 1 (Adiantum cp)
Viscum album cp Fluid (Fluid weiß)
S. je 10 Kügelchen und 1 Teelöffel in 1 Liter Wasser zu warmen Bädern, Wickeln oder Waschungen

Rp. Sambucus cp Salbe (Salbe gelb)
Brust, Hals, Unterrippen und Rücken morgens und abends einreiben

Pharyngitis (Rachenentzündung)

gegen den akut fieberhaften und entzündlichen Prozeß
Ad 1 D 10 (Avena cp D 10)
Fb 1 D 10 (Aconitum cp D 10)
Capsella cp Fluid (Fluid blau)

bei Rachen- und Kehlkopfkatarrh
G 13 (Ailanthus cp)

bei fieberhafter Entzündung
G 14 (Belladonna cp)
Populus cp Fluid (Fluid grün)

zur äußeren Anwendung bei Entzündung
G 7 (Millefolium cp)

zur Anregung des lymphatischen Abwehrsystems bei Schwellung der regionären Drüsen
Lf 1 (Echinacea cp)

bei Schluckbeschwerden
Viscum album cp Fluid (Fluid weiß)

Rezeptbeispiel Seite 214

Rezeptbeispiel

Rp. G 13 (Ailanthus cp)
Viscum album cp Fluid (Fluid weiß)
S. 8 Kügelchen und 5 Tropfen in einem Löffel warmen Getränkes 5 mal täglich

Als Gurgellösung
Ad 2 (Hamamelis cp)
Lf 1 (Echinacea cp)
G 13 (Ailanthus cp)
Capsella cp Fluid (Fluid blau)
S. 20 Kügelchen bzw. Tropfen in ¼ Liter lauwarmem Wasser

äußerlich
S. 20 Kügelchen bzw. Tropfen in 1 Liter Wasser zu heißen Halswickeln

Phlegmone

bei akuter Entzündung
G 12 (Sanguinaria cp)
Capsella cp Fluid (Fluid blau)

bei Eiterbildung
G 7 (Millefolium cp)
G 11 (Rhus toxicodendron cp)
Lf 1 (Echinacea cp)
Populus cp Fluid (Fluid grün)

Rezeptbeispiele

im akuten Stadium

Rp. G 12 (Sanguinaria cp)
Lf 1 (Echinacea cp)
Capsella cp Fluid (Fluid blau)
S. je 5 Kügelchen und 5 Tropfen in 1/8 Liter Wasser tagsüber schluckweise trinken

Rp. Capsella cp Fluid (Fluid blau)
S. 20 Tropfen in 1/4 Liter Wasser zu Umschlägen
Capsella cp Salbe (Salbe blau) zu Verbänden

bei eingetretener Eiterung

Rp. G 11 (Rhus toxicodendron cp)
Populus cp Fluid (Fluid grün)
S. 10 Kügelchen und 20 Tropfen in 1/4 Liter Wasser lösen und tagsüber schluckweise trinken

Rp. G 7 (Millefolium cp)
Populus cp Fluid (Fluid grün)
S. 20 Kügelchen und 20 Tropfen in 1/4 Liter Wasser zu Umschlägen
Populus cp Salbe (Salbe grün) zu Salbenverbänden

Pleuritis exsudativa et sicca
(Rippenfellentzündung)

im akut entzündlichen, fieberhaften Stadium
Ad 1 D 10 (Avena cp D 10)
Fb 1 D 10 (Aconitum cp D 10)
Fb 2 (Cinchona cp)
Capsella cp Fluid (Fluid blau)

zur Einwirkung auf das Lungengewebe und Rippenfell
Br 1 (Adiantum cp)
Br 3 (Drosera cp)
G 5 (Conium cp)
Br 6 (Eucalyptus cp)
Br 7 (Galeopsis cp)

bei Entzündung und Eiterung der serösen Häute
G 2 (Equisetum cp)
G 7 (Millefolium cp) zur äußeren Anwendung

zur Schmerzlinderung
Viscum album cp Fluid (Fluid weiß)

Rezeptbeispiel

Rp. Ad 1 D 10 (Avena cp D 10)
Br 9 (Polygala cp)
S. je 2 Kügelchen in 1/8 Liter Wasser stündlich 1 Schluck, bei Pleuritis exsudativa zusätzlich 3 mal 2 Kügelchen G 2 (Equisetum cp)

äußerlich:
Br 7 (Galeopsis cp)
Viscum album cp Fluid (Fluid weiß)
S. 20 Kügelchen bzw. Tropfen in 1 Liter Wasser für kühle Umschläge

Pneumonie

(Lungenentzündung)

im akut entzündlichen, fieberhaften Stadium

Ad 1 D 10 (Avena cp D 10)
Fb 1 D 10 (Aconitum cp D 10)
Fb 2 (Cinchona cp)
Capsella cp Fluid (Fluid blau)

zur Einwirkung auf das Lungengewebe

Br 7 (Galeopsis cp)

bei akut entzündlicher Erkrankungsform der Schleimhäute

Br 9 (Polygala cp)
G 12 (Sanguinaria cp)

bei krampfhaftem Husten

Br 4 (Ipecacuanha cp)
St 10 (Centaurium cp)

Rezeptbeispiele

Rp. Capsella cp Fluid (Fluid blau)
S. morgens 2 Tropfen in 1 Eßlöffel Wasser

Br 4 (Ipecacuanha cp)
S. vor den Mahlzeiten 10 Kügelchen

Br 9 D 4 (Polygala cp D 4) im Wechsel mit
Br 7 D 4 (Galeopsis cp D 4)
S. untertags stündlich 2 Kügelchen

W 1 (Allium cp)
St 10 (Centaurium cp)
S. abends je 5 Kügelchen

Fortsetzung Seite 218

P

bei großer Schwäche

Rp. Viscum album cp Fluid (Fluid weiß)
Capsella cp Fluid (Fluid blau)
Rhododendron cp Fluid (Fluid rot)
St 10 (Centaurium cp)
S. je 10 Tropfen und 20 Kügelchen in 1 Eßlöffel Wasser, 3 mal täglich

bei Kollapsgefahr

Rp. Capsella cp Fluid (Fluid blau)
S. 20 Tropfen in 1 Eßlöffel Wasser

Capsella cp Fluid (Fluid blau) oder
Rhododendron cp Fluid (Fluid rot)
S. Herzgegend einreiben

äußerlich:

Rp. Br 9 (Polygala cp)
Viscum album cp Fluid (Fluid weiß)
S. 20 Kügelchen und 20 Tropfen in 1 Liter Wasser zu lauen Umschlägen (2 mal täglich)

Populus cp Salbe (Salbe grün)
S. 2 mal täglich Brustkorb einreiben

Prostatahypertrophie

bei Verhärtungen und Vergrößerung von Drüsen

G 3 (Mezereum cp)
G 5 (Conium cp)
Lf 1 (Echinacea cp)

bei Störungen im Bereich des Blasenschließmuskels
G 17 (Rhus aromatica cp)

zur konstitutionellen Beeinflussung
K 2 (Cannabis cp)

bei Blasenstörungen, zur Wasserausscheidung
St 2 (Lycopodium cp)
St 4 (Sarsaparilla cp)

Rezeptbeispiel

Rp. Ad 1 D 10 (Avena cp D 10)
G 3 (Mezereum cp)
St 4 (Sarsaparilla cp)
Lf 1 (Echinacea cp)
S. je 5 Kügelchen 3 mal täglich

bei Abszeßbildung
anstelle von G 3 (Mezereum cp) besser G 5 (Conium cp) und zusätzlich 3 mal 5 Tropfen Populus cp Fluid (Fluid grün)

äußerlich:
Rp. G 7 (Millefolium cp)
St 4 (Sarsaparilla cp)
Populus cp Fluid (Fluid grün)
S. je 20 Kügelchen und 20 Tropfen in 1 Liter Wasser zu heißen Umschlägen

Rp. Populus cp Salbe (Salbe grün)
S. am Damm einreiben

Pruritus (Juckreiz)

bei Hautjucken, zur Einwirkung auf die peripheren Nerven
Fb 2 (Cinchona cp)
St 10 (Centaurium cp)

bei Juckreiz
Sambucus cp Fluid (Fluid gelb)

bei Pruritus ani infolge Wurmleidens
W 1 (Allium cp)
Sambucus cp Fluid (Fluid gelb)

Rezeptbeispiel

Rp. St 10 (Centaurium cp)
W 1 (Allium cp)
Sambucus cp Fluid (Fluid gelb)
S. 3 mal täglich je 5 Kügelchen und Tropfen

äußerlich:
Rp. St 5 (Berberis cp)
Fb 2 (Cinchona cp)
Sambucus cp Fluid (Fluid gelb)
S. je 20 Kügelchen und Tropfen auf 1 Liter Wasser zu kühlen Abwaschungen

Rp. Sambucus cp Salbe (Salbe gelb) einreiben

Pseudokrupp

gegen Krämpfe
St 10 (Centaurium cp)
Sambucus cp Fluid (Fluid gelb)

auf die Schleimhaut des Kehlkopfs wirkend
G 14 (Belladonna cp)

Rezeptbeispiel

Rp. St 10 (Centaurium cp)
G 14 (Belladonna cp)
S. ½ stündlich je 10 Kügelchen im Mund zergehen lassen

äußerlich:
Rp. Sambucus cp Fluid (Fluid gelb)
S. auf Hals und Brust einreiben

P

Psoriasis vulgaris (Schuppenflechte)

bei chronischen Leiden
Ad 3 (Hydrastis cp)

auf das Nervensystem einwirkend
Fb 1 (Aconitum cp)
Viscum album cp Fluid (Fluid weiß)
Fb 2 (Cinchona cp) zur äußeren Anwendung

gegen die Veränderung des Haut- und Unterhautzellgewebes
G 1 (Caulophyllum cp)

bei hartnäckigen chronischen Formen von Ausschlägen
Lf 1 (Echinacea cp)
G 7 (Millefolium cp)
G 5 (Conium cp)
Populus cp Fluid (Fluid grün)

bei trockenen Ausschlägen
St 3 (Scrophularia cp)
St 5 (Berberis cp)

bei chronischen Erkrankungen der Haut
K 3 (Phytolacca cp)
K 5 (Vinca minor cp)

bei Juckreiz
Sambucus cp Fluid (Fluid gelb)

Rezeptbeispiel

Rp. K 5 (Vinca minor cp)
Lf 1 (Echinacea cp)
Populus cp Fluid (Fluid grün)
Sambucus cp Fluid (Fluid gelb)
S. 3 mal täglich je 5 Kügelchen und je 5 Tropfen

äußerlich:

Rp. St 5 (Berberis cp)
G 7 (Millefolium cp)
Fb 2 (Cinchona cp)
Viscum album cp Fluid (Fluid weiß) oder
Sambucus cp Fluid (Fluid gelb)
S. je 20 Kügelchen und 20 Tropfen in 1 Liter Wasser zu lauen Abwaschungen; eintrocknen lassen;
Sambucus cp Salbe (Salbe gelb) einreiben, manchmal wirkt Rhododendron cp Salbe (Salbe rot) noch besser

Pubertätsstörungen (der Mädchen)

zur Regulierung der Periode
Ad 1 (Avena cp)

bei Anämie, allgemeiner Schwäche
Ad 3 (Hydrastis cp)
St 8 (Veronica cp)

bei mangelhafter Geschlechtsentwicklung, auf die weiblichen Geschlechtsorgane einwirkend
G 1 (Caulophyllum cp)

bei lästigem Ausfluß
G 4 (Symphytum cp)

zur konstitutionellen Umstimmung
K 1 (Thuja cp)

Rezeptbeispiele

Rp. G 1 (Caulophyllum cp)
St 8 (Veronica cp)
Viscum album cp Fluid (Fluid weiß)
Capsella cp Fluid (Fluid blau)
S. 3 mal täglich je 5 Kügelchen und je 10 Tropfen

bei zu starker und zu häufiger Periode
Rp. Capsella cp Fluid (Fluid blau)
S. morgens 2 Tropfen in 1 Eßlöffel Wasser

Ad 1 D 10 (Avena cp D 10)
G 1 (Caulophyllum cp)
St 9 (Nasturtium cp)
S. 3 mal täglich je 2 Kügelchen

bei zu seltener oder zu schwacher Periode
Rp. Capsella cp Fluid (Fluid blau)
Ad 1 (Avena cp)
G 1 (Caulophyllum cp)
S. 3 mal täglich je 5 Kügelchen und 5 Tropfen

bei Ausfluß siehe unter Fluor vaginalis

Pyelitis (Nierenbeckenentzündung)

im akuten, fieberhaften, entzündlichen Stadium
Ad 1 D 10 (Avena cp D 10)
Fb 1 D 10 (Aconitum cp D 10)
Capsella cp Fluid (Fluid blau)

bei entzündlichen und chronischen degenerativen Prozessen des Nierenbeckens
G 6 (Vincetoxicum cp)

bei sekundärer Pyelitis
St 2 (Lycopodium cp)

bei gleichzeitiger Entzündung der Blase
St 4 (Sarsaparilla cp)

zur Förderung der Wasserausscheidung
St 6 (Solidago cp)

bei chronischer Entzündung
K 4 (Clematis cp)
Populus cp Fluid (Fluid grün)

P

Rezeptbeispiele Seite 226

Rezeptbeispiele

Rp. Capsella cp Fluid (Fluid blau)
S. morgens 2 Tropfen in 1 Eßlöffel Wasser

Ad 1 D 10 (Avena cp D 10)
Fb 1 D 10 (Aconitum cp D 10)
G 6 (Vincetoxicum cp)
S. je 5 Kügelchen in 1/8 Liter Wasser gelöst, tagsüber schluckweise trinken

St 6 (Solidago cp)
S. 3 mal täglich 10 Kügelchen

bei chronischer Entzündung
Rp. G 6 (Vincetoxicum cp)
K 4 (Clematis cp)
Populus cp Fluid (Fluid grün)
S. je 10 Kügelchen und Tropfen in 1/8 Liter Wasser gelöst, tagsüber schluckweise trinken

äußerlich:
Rp. Ad 2 (Hamamelis cp)
St 6 (Solidago cp)
G 6 (Vincetoxicum cp)
Populus cp Fluid (Fluid grün)
S. je 20 Kügelchen und 20 Tropfen in 1/2 Liter Wasser zu feuchtwarmen Kompressen (2 mal täglich)

Bei akuter Entzündung anstelle von Populus cp Fluid (Fluid grün) besser Capsella cp Fluid (Fluid blau) verwenden

Retinopathie (Erkrankung des Sehnervs und der Netzhaut)

Rezeptbeispiele

akut-entzündlich
Rp. Fb 1 D 4 (Aconitum cp D 4)
G 12 (Sanguinaria cp)
St 12 (Euphrasia cp)
S. 3 mal täglich je 5 Kügelchen

bei zu geringer Durchblutung
Rp. Capsella cp Fluid (Fluid blau)
3 mal täglich 10 Tropfen in 1 Teelöffel Wasser

Rhagaden (Schrunden)

gegen die Zellgewebsstörung

G 3 (Mezereum cp)
St 5 (Berberis cp)
K 5 (Vinca minor cp)
Fb 2 (Cinchona cp)
Populus cp Fluid (Fluid grün)
Sambucus cp Fluid (Fluid gelb)

Rezeptbeispiele

St 5 (Berberis cp)
G 3 (Mezereum cp)
S. je 5 Kügelchen 3 mal täglich vor den Mahlzeiten

äußerlich

Rp. Populus cp Salbe (Salbe grün) oder
Sambucus cp Salbe (Salbe gelb) oder
Viscum album cp Salbe (Salbe weiß)
S. einreiben oder zu Verbänden

bei Rhagaden an Fingern und Füßen

Rp. K 5 (Vinca minor cp)
Populus cp Fluid (Fluid grün)
S. 30 Kügelchen und 30 Tropfen in 1 Liter Wasser zu warmen Bädern

Rheuma (Gelenkrheuma) siehe unter **Arthritis**

Rheuma (Muskelrheuma)

bei akuten Muskelschmerzen
St 10 (Centaurium cp)
G 5 (Conium cp)
Rhododendron cp Fluid (Fluid rot)

bei chronischen Muskelschmerzen
G 11 (Rhus toxicodendron cp)
St 6 (Solidago cp)
Populus cp Fluid (Fluid grün)

Rezeptbeispiele

im akuten Stadium
Rp. G 5 (Conium cp)
Rhododendron cp Fluid (Fluid rot)
S. 20 Kügelchen und 10 Tropfen in 1/8 Liter Wasser lösen und tagsüber schluckweise trinken

St 10 (Centaurium cp)
S. 3 mal täglich 10 Kügelchen

bei chronischem Muskelrheuma
Rp. G 11 (Rhus toxicodendron cp)
St 6 (Solidago cp)
S. 3 mal täglich 5 Kügelchen

äußerlich:
auf die schmerzenden Stellen heiße Kompressen mit
Rp. G 11 (Rhus toxicodendron cp)
Populus cp Fluid (Fluid grün)
S. 20 Kügelchen und 20 Tropfen in 1 Liter Wasser

Rp. Populus cp Salbe (Salbe grün)
S. morgens und abends einreiben

Rhinitis (Schnupfen)

bei Schnupfen mit eitrigem Sekret, Stockschnupfen
G 5 (Conium cp)
Populus cp Fluid (Fluid grün)

bei akutem Schnupfen infolge Erkältung
St 10 (Centaurium cp)
W 1 (Allium cp)

Rezeptbeispiele

Rp. St 10 (Centaurium cp)
W 1 (Allium cp)
S. 5 mal täglich je 10 Kügelchen

bei Stockschnupfen
Rp. G 5 (Conium cp)
Populus cp Fluid (Fluid grün)
S. 10 Kügelchen und 10 Tropfen in 1/8 Liter Wasser gelöst, tagsüber schluckweise trinken

äußerlich:
mit obiger Lösung mehrmals täglich laue Nasenspülungen

Rp. Capsella cp Salbe (Salbe blau) oder bei eitriger Absonderung Populus cp Salbe (Salbe grün)
S. mittels Wattestäbchen in die Nase einführen und Nasenwurzel und Stirne damit einreiben

Scarlatina (Scharlach)

zur unterstützenden Therapie

bei Infektionskrankheiten
W 1 (Allium cp)

im akuten, fieberhaften, entzündlichen Stadium
Fb 1 D 10 (Aconitum cp D 10)
St 10 (Centaurium cp)
Ad 1 D 10 (Avena cp D 10)

bei Angina
G 13 (Ailanthus cp)
G 14 (Belladonna cp)
Populus cp Fluid (Fluid grün)

zur Mobilisierung der körpereigenen Abwehrkräfte
Lf 1 (Echinacea cp)

Rezeptbeispiel

Rp. W 1 (Allium cp)
G 14 (Belladonna cp)
St 10 (Centaurium cp)
S. 4 mal täglich je 5 Kügelchen

zu Gurgelungen
Rp. G 13 (Ailanthus cp)
Populus cp Fluid (Fluid grün)
S. 10 Kügelchen und 10 Tropfen in 1/8 Liter Wasser

S

Sinusitis (Nebenhöhlenentzündung)

bei akuter Entzündung mit Fieber
Ad 1 D 10 (Avena cp D 10)
Fb 1 D 10 (Aconitum cp D 10)

bei akuten und chronischen Entzündungen katarrhalischer Genese
Capsella cp Fluid (Fluid blau)
St 10 (Centaurium cp)
St 9 (Nasturtium cp)

bei hartnäckiger Vereiterung
G 4 (Symphytum cp)
K 4 (Clematis cp)
Populus cp Fluid (Fluid grün)

bei fortschreitender Entzündung des Gewebes
G 5 (Conium cp)

zur äußeren Behandlung bei Entzündungen
G 7 (Millefolium cp)

Rezeptbeispiel

Rp. Ad 1 D 10 (Avena cp D 10)
G 5 (Conium cp)
St 10 (Centaurium cp)
S. 2 stündlich je 5 Kügelchen zusammen einnehmen

lauwarme Nasenspülungen mit
Rp. G 7 (Millefolium cp)
Populus cp Fluid (Fluid grün)
S. 20 Kügelchen und Tropfen in 1/8 Liter Wasser

äußerlich:
Rp. Populus cp Salbe (Salbe grün)
S. Stirn und Nasenbein einreiben

Soor

bei Pilz- und Bakterienerkrankung
W 2 (Tanacetum cp)
K 4 (Clematis cp)

zur Förderung des lymphatischen Abwehrsystems
Lf 2 (Abrotanum cp)

bei Entzündung mit Belägen
Populus cp Fluid (Fluid grün)

Rezeptbeispiel

Rp. Lf 2 (Abrotanum cp)
W 1 (Allium cp)
S. 5 mal täglich je 2 Kügelchen in 1 Teelöffel Wasser

Populus cp Fluid (Fluid grün) 30 Tropfen
W 2 (Tanacetum cp) 30 Kügelchen
Aqua dest. 200 ccm
S. Lösung zum Reinigen des Mundes bei Säuglingen

Populus cp Fluid (Fluid grün)
S. vorhandene Plaques damit bepinseln

Spondylose (Bandscheibensyndrom)

bei Gelenkabnützungserscheinungen
G 11 (Rhus toxicodendron)

bei Knochen- und Knorpelveränderungen
G 3 (Mezereum cp)
G 4 (Symphytum cp)

bei chronischen entzündlichen Veränderungen
Populus cp Fluid (Fluid grün)

bei Schmerzen
Viscum album cp Fluid (Fluid weiß)

Rezeptbeispiel

Rp. G 11 (Rhus toxicodendron cp)
Populus cp Fluid (Fluid grün)
S. 3 mal täglich 5 Kügelchen und 5 Tropfen im wöchentlichen Wechsel mit

Rp. G 4 (Symphytum cp)
Viscum album cp Fluid (Fluid weiß)
S. 3 mal täglich 5 Kügelchen und 5 Tropfen

äußerlich:
Rp. Populus cp Fluid (Fluid grün)
S. morgens einreiben
Viscum album cp Fluid (Fluid weiß) oder
Viscum album cp Salbe (Salbe weiß)
S. abends einreiben

Stauungsleber

Grundleiden behandeln

zur Unterstützungsbehandlung

bei entzündlichen Veränderungen
Ad 1 D 10 (Avena cp D 10)

zur Förderung des venösen Abflusses, Pfortadersystem regulierend
Ad 2 (Hamamelis cp)
G 7 (Millefolium cp)

die Nerven beeinflussend
Fb 1 (Aconitum cp)

zur Kräftigung des Venensystems bei Gewebsschwäche
G 5 (Conium cp)

bei Funktionsschwäche der Leber
G 8 (Chelidonium cp)
G 10 (Podophyllum cp)
St 2 (Lycopodium cp)
St 9 (Nasturtium cp)

gegen die Bildung pathologischer Stoffwechselprodukte
Lf 2 (Abrotanum cp)

bei Stauungen
Populus cp Fluid (Fluid grün)

bei Spasmen
Sambucus cp Fluid (Fluid gelb)

Rezeptbeispiele Seite 236

Rezeptbeispiele

Rp. Ad 1 D 10 (Avena cp D 10)
G 8 (Chelidonium cp)
St 9 (Nasturtium cp)
S. 3 mal täglich je 5 Kügelchen

oder

Rp. Ad 3 (Hydrastis cp)
G 10 (Podophyllum cp)
St 10 (Centaurium cp)
S. 3 mal täglich je 5 Kügelchen

äußerlich:

Rp. G 10 (Podophyllum cp)
Fb 2 (Cinchona cp)
Sambucus cp Fluid (Fluid gelb)
S. je 30 Kügelchen und 30 Tropfen in 1 Liter Wasser zu warmen Umschlägen

Sambucus cp Salbe (Salbe gelb)
S. Lebergegend einstreichen

Stauungsniere

Grundleiden behandeln

zur Unterstützungsbehandlung

bei Stauungserscheinungen
Ad 2 (Hamamelis cp)

auf die Nerven des Herzens und der Gefäße einwirkend
Fb 1 (Aconitum cp)

bei Ödemen
G 2 (Equisetum cp)

bei Nierenschädigung
G 6 (Vincetoxicum cp)

bei Insuffizienz der Niere, zur Beförderung der Ausscheidung
St 6 (Solidago cp)

Rezeptbeispiele

Rp. Viscum album cp Fluid (Fluid weiß)
St 6 (Solidago cp)
S. 3 mal täglich 10 Tropfen und Kügelchen vor den Mahlzeiten

Ad 2 (Hamamelis cp)
G 6 (Vincetoxicum cp)
Fb 1 (Aconitum cp)
S. je 3 Kügelchen in 1/8 Liter Wasser im Laufe des Tages schluckweise trinken

Bei Ödemen anstelle von G 6 (Vincetoxicum cp) besser 10 Kügelchen G 2 (Equisetum cp) verwenden

S

Sterilität (Unfruchtbarkeit)

zur Hyperämisierung des Genitalsystems
G 12 (Sanguinaria cp)

bei Anämie, allgemeiner Schwäche
Ad 3 (Hydrastis cp)

bei Schwäche der Lymphorgane
Lf 1 (Echinacea cp)

bei Blutarmut, Bleichsucht, Anämie
Lf 2 (Abrotanum cp)

bei nervöser Schwäche und krankhafter Reizbarkeit des Geschlechtsnervensystems
St 3 (Scrophularia cp)

zur Einwirkung auf die weiblichen Genitalorgane
G 1 (Caulophyllum cp)

bei starker Scheidensekretion
G 4 (Symphytum cp)

zur konstitutionellen Umstimmung und Einwirkung auf die Unterleibsorgane
K 1 (Thuja cp)

zur Anregung des Genitalnervensystems
Rhododendron cp Fluid (Fluid rot)

Rezeptbeispiel

Rp. Rhododendron cp Fluid (Fluid rot)
Lf 1 (Echinacea cp)
G 12 (Sanguinaria cp)
K 1 (Thuja cp)
S. 3 mal täglich je 5 Tropfen und 5 Kügelchen

Stillschwäche

zur Anregung der Drüsentätigkeit
G 1 (Caulophyllum cp)
G 5 (Conium cp)

zur Regulierung des Lymph- und Säftestromes
Lf 2 (Abrotanum cp)

bei Organschwäche
Viscum album cp Fluid (Fluid weiß)

Rezeptbeispiel

Rp. Lf 2 (Abrotanum cp)
G 1 (Caulophyllum cp)
Viscum album cp Fluid (Fluid weiß)
S. 3 mal täglich 5 Kügelchen und 5 Tropfen

äußerlich:
G 5 (Conium cp)
Lf 2 (Abrotanum cp)
Viscum album cp Fluid (Fluid weiß)
S. 20 Kügelchen und Tropfen in ½ Liter Wasser, lauwarme Umschläge auf die Brüste anschließend mit Viscum album cp Salbe (Salbe weiß) einstreichen

Stomatitis (Mundschleimhautentzündung)

bei akuter Entzündung der Schleimhaut mit Fieber

Ad 1 D 10 (Avena cp D 10)
Fb 1 D 10 (Aconitum cp D 10)
Fb 2 (Cinchona cp)
Capsella cp Fluid (Fluid blau)
K 4 (Clematis cp)
G 12 (Sanguinaria cp)

bei schwerer Entzündung mit Geschwürbildung und eitrigen Belägen

Ad 2 (Hamamelis cp)
G 5 (Conium cp)
K 3 (Phytolacca cp)
Populus cp Fluid (Fluid grün)
G 14 (Belladonna cp)

bei Entzündung auf infektiöser Basis

G 13 (Ailanthus cp)
K 4 (Clematis cp)

als Folge von schlechtem Allgemeinzustand

Lf 2 (Abrotanum cp)

Rezeptbeispiel

Rp. K 4 (Clematis cp)
Populus cp Fluid (Fluid grün)
S. 5 mal täglich 5 Kügelchen und 5 Tropfen

Ad 2 (Hamamelis cp)
G 13 (Ailanthus cp)
Fb 2 (Cinchona cp)
Populus cp Fluid (Fluid grün)

S. je 10 Kügelchen und Tropfen in 1/8 Liter Wasser zu Mundspülungen
Populus cp Fluid (Fluid grün)
S. Betupfen der entzündeten Stellen mit Wattebäuschchen, die mit unverdünntem Populus cp Fluid (Fluid grün) getränkt sind

Strabismus (Schielen)

infolge von Lähmung, Übermüdung und zur Unterstützungsbehandlung bei konservativer Therapie:

Rezeptbeispiel

Rp. Fb 1 D 4 (Aconitum cp D 4)
G 1 (Caulophyllum cp)
St 7 (Malva cp)
S. 3 mal täglich je 5 Kügelchen

äußerlich:
Rp. Rhododendron cp Salbe (Salbe rot)
rund um die Augen, an Stirne und Schläfen einstreichen

Struma (Kropf)

vergleiche auch Basedow

Rezeptbeispiele

Rp. G 11 (Rhus toxicodendron cp)
G 13 (Ailanthus cp)
Fb 1 (Aconitum cp)
S. 3 mal täglich je 5 Kügelchen

oder
Rp. Lf 1 (Echinacea cp)
G 3 (Mezereum cp)
Ad 3 (Hydrastis cp)
S. 3 mal täglich je 5 Kügelchen

Fb 1 (Aconitum cp)
abends 3 Kügelchen

äußerlich:
Rp. Populus cp Salbe (Salbe grün)
S. 2 mal täglich leicht einstreichen

Tendovaginitis (Sehnenscheidenentzündung)

bei akuter Entzündung
Ad 1 D 10 (Avena cp D 10)
Capsella cp Fluid (Fluid blau)

bei chronischer Entzündung
G 7 (Millefolium cp)
Lf 1 (Echinacea cp)

bei Gewebsveränderungen
St 3 (Scrophularia cp)

bei Schmerzen
Viscum album cp Fluid (Fluid weiß)

bei Sehnenscheidenentzündung durch Überanstrengung
Rhododendron cp Salbe (Salbe rot)

Rezeptbeispiel

Rp. Ad 1 D 10 (Avena cp D 10)
St 3 (Scrophularia cp)
S. 3 mal täglich je 5 Kügelchen

äußerlich:
Rp. Capsella cp Fluid (Fluid blau)
Viscum album cp Fluid (Fluid weiß)
St 3 (Scrophularia cp)
S. 50 Kügelchen und je 20 Tropfen in ½ Liter Wasser zu Umschlägen

Rhododendron cp Salbe (Salbe rot)
S. zu Salbenverbänden

Thrombophlebitis (Venenentzündung)

bei venöser Blutstauung
Ad 2 (Hamamelis cp)
Populus cp Fluid (Fluid grün)

bei Entzündungserscheinungen im Venensystem
G 5 (Conium cp)
G 7 (Millefolium cp)

zur Regelung der Blutverteilung und Füllung der Blutgefäße
Fb 1 (Aconitum cp)
St 9 (Nasturtium cp)

bei akuter Entzündung
Capsella cp Fluid (Fluid blau)

bei Stauungen in den Geweben
Lf 1 (Echinacea cp)
G 2 (Equisetum cp)

Rezeptbeispiel

Rp. Ad 2 (Hamamelis cp)
G 5 (Conium cp)
St 9 (Nasturtium cp)
S. 3 mal täglich je 5 Kügelchen

äußerlich:
Populus cp Fluid (Fluid grün)
G 7 (Millefolium cp)
Fb 1 (Aconitum cp)
S. 20 Tropfen und Kügelchen auf ½ Liter Wasser zu Umschlägen

> Rp. Populus cp Salbe (Salbe grün)
> S. zu Salbenverbänden
>
> im akuten Stadium in obigen Rezepten anstelle von Populus cp Fluid (Fluid grün) bzw. Populus cp Salbe (Salbe grün) besser Capsella cp Fluid (Fluid blau) bzw. Capsella cp Salbe (Salbe blau) verwenden

Tuberkulose

zur unterstützenden Behandlung

im akuten, fieberhaften Stadium
Ad 1 D 10 (Avena cp D 10)
Fb 1 D 10 (Aconitum cp D 10)

zur Anregung der Blutregeneration
Ad 3 (Hydrastis cp)

zur Verflüssigung und Beseitigung von zähem Schleim
Br 2 (Phellandrium cp)

bei Tuberkulose, besonders bei ererbter Anlage
Br 5 (Teucrium cp)

bei dauernd erhöhter Temperatur, zähem Schleim und Nachtschweiß
Br 8 (Glechoma cp)

bei Infektionskrankheiten
W 1 (Allium cp)

bei Haut- und Darmtuberkulose
G 3 (Mezereum cp)

bei Knochentuberkulose
G 4 (Symphytum cp)

bei eitrigem Zerfall des Lungengewebes
G 5 (Conium cp)

bei Befall der Lymphorgane, Blutarmut, schlechtem Appetit
G 9 (Pulsatilla cp)

bei Kehlkopftuberkulose
G 14 (Belladonna cp)

zur konstitutionellen Umstimmung, bei familiärer Anlage zur Tuberkulose
K 1 (Thuja cp)

bei Krampfhusten und Atemnot
St 10 (Centaurium cp)
Br 4 (Ipecacuanha cp)

bei Lungenblutungen
Capsella cp Fluid (Fluid blau)
2 Tropfen auf 1/8 Liter Wasser

im Zustand eitrigen Zerfalls
Populus cp Fluid (Fluid grün)

Rezeptbeispiel

Rp. Lf 2 (Abrotanum cp)
Br 2 (Phellandrium cp)
S. je 5 Kügelchen zusammen mit

G 1 (Caulophyllum cp)
Fb 1 D 10 (Aconitum cp D 10)
S. je 3 Kügelchen 3 mal täglich

St 5 (Berberis cp)
S. bei den Mahlzeiten 5 Kügelchen

K 1 (Thuja cp)
S. morgens nüchtern 3 Kügelchen

W 1 (Allium cp)
S. abends 7 Kügelchen

Rp. Populus cp Fluid (Fluid grün)
Sambucus cp Fluid (Fluid gelb)
Br 5 (Teucrium cp)
S. je 10 Tropfen und 20 Kügelchen in ½ Liter Wasser lösen, mehrmals täglich inhalieren

Ulcus cruris (Unterschenkelgeschwür)

gegen venöse Stauungen

Ad 2 (Hamamelis cp)

bei oberflächlicher Zerstörung des Haut- und Unterhautzellgewebes

G 1 (Caulophyllum cp)
G 3 (Mezereum cp)
St 5 (Berberis cp)
St 3 (Scrophularia cp)

bei tiefgreifenden Geschwüren und eiternden Wunden

G 5 (Conium cp)
Populus cp Fluid (Fluid grün)
G 7 (Millefolium cp)

bei Blutung

Capsella cp Fluid (Fluid blau)

bei Schmerzen

Viscum album cp Fluid (Fluid weiß)

Rezeptbeispiel

Rp. G 7 (Millefolium cp)
St 9 (Nasturtium cp)
S. 3 mal täglich je 5 Kügelchen vor den Mahlzeiten

Rp. Lf 1 (Echinacea cp)
S. abends 5 Kügelchen

Rp. Populus cp Fluid (Fluid grün)
G 7 (Millefolium cp)
S. 1 Eßlöffel und 20 Kügelchen pro ¼ Liter Wasser zu lauwarmen Umschlägen

Wenn Wunde sauber, anschließend mit einer Lösung von 20 Tropfen Capsella cp Fluid (Fluid blau) in 1 Eßlöffel Wasser betupfen und trocken verbinden Bei sehr schmerzhaftem Ulcus obiger Umschlaglösung noch 20 Kügelchen Fb 2 (Cinchona cp) und 20 Tropfen Viscum album cp Fluid (Fluid weiß) zusetzen Zu Salbenverbänden Populus cp Salbe (Salbe grün)

Ulcus duodeni (Zwölffingerdarmgeschwür)

im akut-entzündlichen Stadium
Ad 1 D 10 (Avena cp D 10)
Fb 1 D 10 (Aconitum cp D 10)
St 7 (Malva cp)

bei Erkrankungen des Darms
W 1 (Allium cp)
W 2 (Tanacetum cp)

gegen die Zellgewebsveränderung, Geschwüre, Verhärtungen
G 1 (Caulophyllum cp)
G 10 (Podophyllum cp)
Populus cp Fluid (Fluid grün)

bei chronischem Darmkatarrh, Durchfallneigung
G 3 (Mezereum cp)

bei chronischer fortschreitender Erkrankung und Entartung des Gewebes
G 5 (Conium cp)
St 5 (Berberis cp)

bei nervösen Störungen des Magen-Darmkanals, Verstopfung

G 8 (Chelidonium cp)

zur Konstitutionsumstimmung, bei hartnäckigen, chronischen Leiden

K 1 (Thuja cp)

zur Beeinflussung und Verhinderung pathologischer Stoffwechselabläufe

Lf 2 (Abrotanum cp)
G 9 (Pulsatilla cp)

bei Blutungstendenz

Capsella cp Fluid (Fluid blau)

bei starken, krampfartigen Schmerzen

Sambucus cp Fluid (Fluid gelb)

Rezeptbeispiel

Rp. Populus cp Fluid (Fluid grün)
St 7 (Malva cp)
Fb 1 D 10 (Aconitum cp D 10)
G 10 (Podophyllum cp)
S. 3 mal täglich je 5 Tropfen und Kügelchen

äußerlich:
Rp. Viscum album cp Salbe (Salbe weiß)
S. morgens und abends einreiben

bei krampfartigen Schmerzen besser Sambucus cp Salbe (Salbe gelb)

Ulcus ventriculi (Magengeschwür)

bei akut entzündlicher Veränderung der Magenschleimhaut

Ad 1 D 10 (Avena cp D 10)
Fb 1 D 10 (Aconitum cp D 10)
St 7 (Malva cp)

bei chronischer Schleimhauterkrankung mit Blutarmut

St 8 (Veronica cp)
Lf 2 (Abrotanum cp)

bei Blutungstendenz

Capsella cp Fluid (Fluid blau)

bei chronischen Geschwüren

G 5 (Conium cp)
Populus cp Fluid (Fluid grün)
G 15 (Condurango cp)

nach Blutverlusten zur Blutregeneration

Ad 3 (Hydrastis cp)
Lf 2 (Abrotanum cp)

bei neuro-vegetativen Störungen

Fb 1 (Aconitum cp)
G 10 (Podophyllum cp)

bei chronischen Magenleiden und schweren Stoffwechselstörungen als deren Folge

G 16 (Nux vomica cp)

zur Konstitutionsumstimmung bei chronischen hartnäckigen Leiden

K 1 (Thuja cp)

Rezeptbeispiel Seite 252

Rezeptbeispiel

Rp. Populus cp Fluid (Fluid grün)
S. morgens nüchtern 1–2 Tropfen in 1 Eßlöffel kaltem Wasser

bei Blutungsneigung besser Capsella cp Fluid (Fluid blau) in gleicher Dosierung verwenden

G 16 (Nux vomica cp)
S. untertags 2stündlich 2 Kügelchen

Lf 2 (Abrotanum cp)
S. 3 mal täglich vor den Mahlzeiten 5 Kügelchen

Urticaria (Nesselausschlag)

auf das vegetative Nervensystem einwirkend
Fb 1 D 4 (Aconitum cp D 4)
Fb 2 (Cinchona cp) zur äußeren Anwendung

gegen Hautausschläge
G 5 (Conium cp)
G 7 (Millefolium cp) zur äußeren Anwendung
G 3 (Mezereum cp)

bei hartnäckigen Ausschlägen
St 3 (Scrophularia cp)
K 5 (Vinca minor cp)

bei Juckreiz
Sambucus cp Fluid (Fluid gelb)

Rezeptbeispiel

Rp. Sambucus cp Fluid (Fluid gelb)
G 3 (Mezereum cp)
St 3 (Scrophularia cp)
S. 3 mal täglich 5 Tropfen und je 5 Kügelchen vor den Mahlzeiten

Rp. Sambucus cp Fluid Ampullen
S. täglich 1–2 Ampullen s.c.

äußerlich:
Rp. St 5 (Berberis cp)
Fb 2 (Cinchona cp)
Sambucus cp Fluid (Fluid gelb)
S. je 20 Kügelchen und 20 Tropfen in 1 Liter Wasser zu kühlen Abwaschungen

Rp. Sambucus cp Salbe (Salbe gelb)
S. zum Bestreichen oder Salbenverbänden

Varizen (Krampfadern)

bei passiver Blutfülle infolge Störungen im venösen Abfluß
Ad 2 (Hamamelis cp)

gegen die Gewebsschäden des Venensystems
G 5 (Conium cp)
G 7 (Millefolium cp) zur äußeren Anwendung

zur Regelung der Blutverteilung und der Füllung der Blutgefäße
Fb 1 (Aconitum cp)

bei venöser Blutstauung und Varizen
Populus cp Fluid (Fluid grün)

Rezeptbeispiel

Rp. Capsella cp Fluid (Fluid blau)
S. morgens 2 Tropfen in 1 Eßlöffel Wasser

G 7 (Millefolium cp)
St 9 (Nasturtium cp)
S. 3 mal täglich je 5 Kügelchen vor den Mahlzeiten

Lf 1 (Echinacea cp)
S. abends 5 Kügelchen

Populus cp Salbe (Salbe grün)
S. zu Salbenverbänden

Vegetative Dystonie
(psychovegetative Störungen)

Rezeptbeispiele

bei Schwäche- und Depressionszuständen
Rp. Viscum album cp Fluid (Fluid weiß)
Capsella cp Fluid (Fluid blau)
Rhododendron cp Fluid (Fluid rot)
S. mehrmals täglich je 5 Tropfen in 1 Eßlöffel Wasser

bei Erregungs- und Krampfzuständen
Rp. Viscum album cp Fluid (Fluid weiß)
Populus cp Fluid (Fluid grün)
Sambucus cp Fluid (Fluid gelb)
S. mehrmals täglich je 5 Tropfen in 1 Eßlöffel Wasser

Will man beide Mittelgruppen kombinieren, so gibt man morgens und mittags das erste Rezept, nachmittags und abends das zweite Rezept

Vitium cordis (Herzfehler)

bei Erkrankungen des Herzmuskels und der Klappen
Ad 1 (Avena cp)

zur Kompensation bestehender Fehler
Ad 2 (Hamamelis cp)

zur Regulierung der Schlagkraft und Schlagzahl des Herzens
Fb 1 (Aconitum cp)

bei Gewebsveränderung
G 1 (Caulophyllum cp)
G 12 (Sanguinaria cp)

zur Entwässerung bei Ödemen
G 2 (Equisetum cp)

bei Erkrankungen des Herzens auf rheumatischer Grundlage
G 5 (Conium cp)
G 7 (Millefolium cp)

zur Tonisierung von Herz- und Kreislauf
Capsella cp Fluid (Fluid blau)

Rezeptbeispiel

Rp. G 7 (Millefolium cp)
Lf 1 (Echinacea cp)
Fb 1 D 10 (Aconitum cp D 10)
S. je 5 Kügelchen in 1/8 Liter Wasser gelöst tagsüber schluckweise trinken

St 2 (Lycopodium cp)
Capsella cp Fluid (Fluid blau)
S. 3 mal täglich 5 Kügelchen und 5 Tropfen

äußerlich:
Rp. Viscum album cp Salbe (Salbe weiß)
S. Herzgegend einreiben

Vomitus (Erbrechen)

Rezeptbeispiel

bei schlechtem Vertragen von Auto-, Eisenbahn-, See- und Luftfahrten, sowie bei Schwangerschaft

Rp. St 11 (Lobelia cp)
Viscum album cp Fluid (Fluid weiß)
S. mehrmals täglich 10 Kügelchen und 10 Tropfen

Bei Brechreiz wirken oft 10 Kügelchen St 1 (Cochlearia cp) oder St 10 (Centaurium cp) trocken auf die Zunge genommen noch besser, Schwangere und Seekranke nehmen St 11 (Lobelia cp).

Warzen

bei Zellgewebsveränderungen der Haut
G 3 (Mezereum cp)
G 15 (Condurango cp)
G 16 (Nux vomica cp)

bei flachen Warzen
K 1 (Thuja cp)

bei gestielten Warzen und Polypen
G 17 (Rhus aromatica cp)

Rezeptbeispiel

Rp. G 3 (Mezereum cp)
G 16 (Nux vomica cp)
S. 3 mal täglich je 5 Kügelchen

äußerlich
Rp. G 3 (Mezereum cp)
G 15 (Condurango cp)
Populus cp Fluid (Fluid grün)
S. je 50 Kügelchen in 50 Tropfen lösen und damit häufig betupfen

Wehenanomalien

Rezeptbeispiele

bei zu schwachen Wehen und Nachwehen

Rp. G 1 (Caulophyllum cp)
S. 20 Kügelchen in 1/8 Liter Wasser, alle 5 Minuten einen Schluck nehmen,

manchmal kann G 5 (Conium cp) noch wirksamer sein

bei Krampfwehen oder krampfartigen Nachwehen

Rp. Fb 1 D 10 (Aconitum cp D 10)
G 12 (Sanguinaria cp)
St 10 (Centaurium cp)
S. je 2 Kügelchen in 1/8 Liter Wasser lösen und in kleinen Schlückchen trinken, evtl. noch 20 Tropfen Sambucus cp Fluid (Fluid gelb) zusetzen

Wunden

äußerlich:

Frische, blutende Wunden mit Kompressen bedecken, die mit unverdünntem Capsella cp Fluid (Fluid blau) getränkt sind.

> **Rezeptbeispiel**
>
> *Schlecht heilende, eiternde Wunden*
> zu feuchten Verbänden
>
> Rp. G 7 (Millefolium cp)
> Populus cp Fluid (Fluid grün)
> S. je 20 Kügelchen und 20 Tropfen in 1/4 Liter Wasser
>
> Populus cp Salbe (Salbe grün)
> S. zu Salbenverbänden

Zahnextraktion

anschließend mit Capsella cp Fluid (Fluid blau) getränkten Tampon in die Wunde geben

Zahnfisteln
Zahnkaries

Rezeptbeispiel

Rp. Ad 1 (Avena cp)
Fb 1 D 10 (Aconitum cp D 10)
G 4 (Symphytum cp)
St 5 (Berberis cp)
S. je 5 Kügelchen 3 mal täglich einnehmen

zu Spülungen
Rp. Ad 2 (Hamamelis cp)
Fb 2 (Cinchona cp)
G 4 (Symphytum cp)
Populus cp Fluid (Fluid grün)
S. je 10 Kügelchen und 10 Tropfen in 1/8 Liter Wasser lösen

Zahnleiden

siehe auch **Gingivitis**
Parodontose
Stomatitis

Rezeptbeispiel

bei verzögertem und schwachem Zahnen der Kinder
Rp. G 4 (Symphytum cp)
Lf 2 (Echinacea cp)
S. 3 mal täglich je 5 Kügelchen

äußerlich:
Rp. Viscum album cp Fluid (Fluid weiß)
S. Wattebausch mit 1:1 verdünntem Fluid tränken und damit Zahnleiste einreiben

Zahnschmerzen

Rezeptbeispiel

nervös bedingt
Rp. St 10 (Centaurium cp)
S. mehrmals täglich 10 Kügelchen

äußerlich:
Rp. G 4 (Symphytum cp)
Fb 2 (Cinchona cp)
Viscum album cp Fluid (Fluid weiß)
S. je 10 Kügelchen und 10 Tropfen in 1/8 Liter Wasser zu lauen Mundspülungen

Viscum album cp Fluid (Fluid weiß) auf Zahnfleisch und auf die Wange einreiben

Register